Libro del dolor

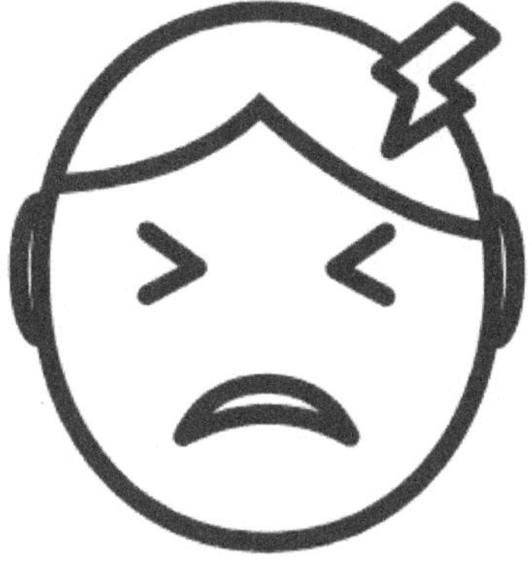

Este libro pertenece a:

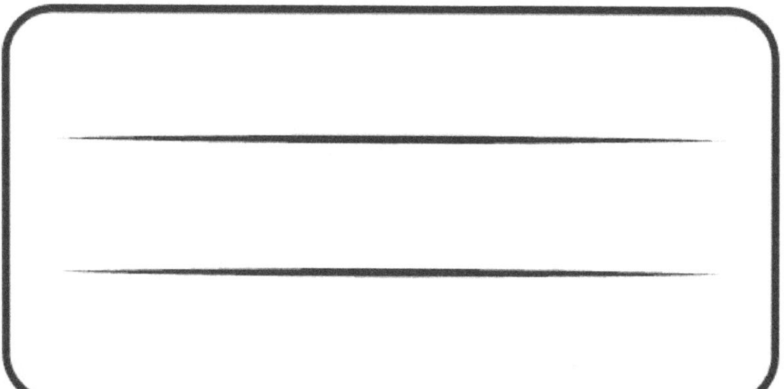

Este libro de registro anota fechas, energía, actividad, sueño, niveles/área de dolor, comidas y muchas otras cosas útiles.

Libro del dolor

Fecha :-		Lun	Mar	Mie	Jue	Vie	Sab	Dom

Área de dolor

Inicio	Fin	Lugar del cuerpo	
Duración		Frente	Dorso
		Izquierda	Derecha

Gravedad

1	2	3	4	5	6	7	8	9	10

Inicio	Fin	Lugar del cuerpo	
Duración		Frente	Dorso
		Izquierda	Derecha

Gravedad

1	2	3	4	5	6	7	8	9	10

Inicio	Fin	Lugar del cuerpo	
Duración		Frente	Dorso
		Izquierda	Derecha

Gravedad

1	2	3	4	5	6	7	8	9	10

Energía

☆ ☆ ☆ ☆ ☆

Actividad

☆ ☆ ☆ ☆ ☆

Dormir

☆ ☆ ☆ ☆ ☆

Otros síntomas	Disparadores	Medidas de alivio

Comentarios

Libro del dolor

Fecha :-		Lun	Mar	Mie	Jue	Vie	Sab	Dom

Área de dolor

Inicio	Fin

Duración

Lugar del cuerpo

Frente	Dorso
Izquierda	Derecha

Gravedad									
1	2	3	4	5	6	7	8	9	10

Inicio	Fin

Duración

Lugar del cuerpo

Frente	Dorso
Izquierda	Derecha

Gravedad									
1	2	3	4	5	6	7	8	9	10

Inicio	Fin

Duración

Lugar del cuerpo

Frente	Dorso
Izquierda	Derecha

Gravedad									
1	2	3	4	5	6	7	8	9	10

Energía

☆ ☆ ☆ ☆ ☆

Actividad

☆ ☆ ☆ ☆ ☆

Dormir

☆ ☆ ☆ ☆ ☆

Otros síntomas	Disparadores	Medidas de alivio

Comentarios

Libro del dolor

Fecha :-		Lun	Mar	Mie	Jue	Vie	Sab	Dom

Área de dolor

Inicio	Fin

Duración

Lugar del cuerpo

Frente	Dorso
Izquierda	Derecha

Gravedad

1	2	3	4	5	6	7	8	9	10

Inicio	Fin

Duración

Lugar del cuerpo

Frente	Dorso
Izquierda	Derecha

Gravedad

1	2	3	4	5	6	7	8	9	10

Inicio	Fin

Duración

Lugar del cuerpo

Frente	Dorso
Izquierda	Derecha

Gravedad

1	2	3	4	5	6	7	8	9	10

Energía

☆ ☆ ☆ ☆ ☆

Actividad

☆ ☆ ☆ ☆ ☆

Dormir

☆ ☆ ☆ ☆ ☆

Otros síntomas	Disparadores	Medidas de alivio

Comentarios

Libro del dolor

Fecha :-		Lun	Mar	Mie	Jue	Vie	Sab	Dom

Área de dolor

Inicio	Fin	Lugar del cuerpo	
Duración		Frente	Dorso
		Izquierda	Derecha

Gravedad

1	2	3	4	5	6	7	8	9	10

Inicio	Fin	Lugar del cuerpo	
Duración		Frente	Dorso
		Izquierda	Derecha

Gravedad

1	2	3	4	5	6	7	8	9	10

Inicio	Fin	Lugar del cuerpo	
Duración		Frente	Dorso
		Izquierda	Derecha

Gravedad

1	2	3	4	5	6	7	8	9	10

Energía

☆ ☆ ☆ ☆ ☆

Actividad

☆ ☆ ☆ ☆ ☆

Dormir

☆ ☆ ☆ ☆ ☆

Otros síntomas	Disparadores	Medidas de alivio

Comentarios

Libro del dolor

Fecha :-		Lun	Mar	Mie	Jue	Vie	Sab	Dom

Área de dolor

Inicio	Fin

Duración

Lugar del cuerpo	
Frente	Dorso
Izquierda	Derecha

Gravedad

1	2	3	4	5	6	7	8	9	10

Inicio	Fin

Duración

Lugar del cuerpo	
Frente	Dorso
Izquierda	Derecha

Gravedad

1	2	3	4	5	6	7	8	9	10

Inicio	Fin

Duración

Lugar del cuerpo	
Frente	Dorso
Izquierda	Derecha

Gravedad

1	2	3	4	5	6	7	8	9	10

Energía

☆ ☆ ☆ ☆ ☆

Actividad

☆ ☆ ☆ ☆ ☆

Dormir

☆ ☆ ☆ ☆ ☆

Otros síntomas	Disparadores	Medidas de alivio

Comentarios

Libro del dolor

Fecha :-	Lun	Mar	Mie	Jue	Vie	Sab	Dom

Área de dolor

Inicio	Fin
Duración	

Lugar del cuerpo	
Frente	Dorso
Izquierda	Derecha

Gravedad									
1	2	3	4	5	6	7	8	9	10

Inicio	Fin
Duración	

Lugar del cuerpo	
Frente	Dorso
Izquierda	Derecha

Gravedad									
1	2	3	4	5	6	7	8	9	10

Inicio	Fin
Duración	

Lugar del cuerpo	
Frente	Dorso
Izquierda	Derecha

Gravedad									
1	2	3	4	5	6	7	8	9	10

Energía

☆ ☆ ☆ ☆ ☆

Actividad

☆ ☆ ☆ ☆ ☆

Dormir

☆ ☆ ☆ ☆ ☆

Otros síntomas	Disparadores	Medidas de alivio

Comentarios

Libro del dolor

Fecha :-		Lun	Mar	Mie	Jue	Vie	Sab	Don

Área de dolor

Inicio	Fin

Duración

Lugar del cuerpo

Frente	Dorso
Izquierda	Derecha

Gravedad

1	2	3	4	5	6	7	8	9	10

Inicio	Fin

Duración

Lugar del cuerpo

Frente	Dorso
Izquierda	Derecha

Gravedad

1	2	3	4	5	6	7	8	9	10

Inicio	Fin

Duración

Lugar del cuerpo

Frente	Dorso
Izquierda	Derecha

Gravedad

1	2	3	4	5	6	7	8	9	10

Energía

☆ ☆ ☆ ☆ ☆

Actividad

☆ ☆ ☆ ☆ ☆

Dormir

☆ ☆ ☆ ☆ ☆

Otros síntomas	Disparadores	Medidas de alivio

Comentarios

Libro del dolor

Fecha :-		Lun	Mar	Mie	Jue	Vie	Sab	Dom

Área de dolor

Inicio	Fin

Duración	

Lugar del cuerpo

Frente	Dorso
Izquierda	Derecha

Gravedad

1	2	3	4	5	6	7	8	9	10

Inicio	Fin

Duración	

Lugar del cuerpo

Frente	Dorso
Izquierda	Derecha

Gravedad

1	2	3	4	5	6	7	8	9	10

Inicio	Fin

Duración	

Lugar del cuerpo

Frente	Dorso
Izquierda	Derecha

Gravedad

1	2	3	4	5	6	7	8	9	10

Energía

☆ ☆ ☆ ☆ ☆

Actividad

☆ ☆ ☆ ☆ ☆

Dormir

☆ ☆ ☆ ☆ ☆

Otros síntomas	Disparadores	Medidas de alivio

Comentarios

Libro del dolor

Fecha :-		Lun	Mar	Mie	Jue	Vie	Sab	Dom

Área de dolor

Inicio	Fin
Duración	

Lugar del cuerpo	
Frente	Dorso
Izquierda	Derecha

Gravedad

1	2	3	4	5	6	7	8	9	10

Inicio	Fin
Duración	

Lugar del cuerpo	
Frente	Dorso
Izquierda	Derecha

Gravedad

1	2	3	4	5	6	7	8	9	10

Inicio	Fin
Duración	

Lugar del cuerpo	
Frente	Dorso
Izquierda	Derecha

Gravedad

1	2	3	4	5	6	7	8	9	10

Energía

☆ ☆ ☆ ☆ ☆

Actividad

☆ ☆ ☆ ☆ ☆

Dormir

☆ ☆ ☆ ☆ ☆

Otros síntomas	Disparadores	Medidas de alivio

Comentarios

Libro del dolor

Fecha :-		Lun	Mar	Mie	Jue	Vie	Sab	Dom

Área de dolor

Inicio	Fin

Duración

Lugar del cuerpo	
Frente	Dorso
Izquierda	Derecha

Gravedad									
1	2	3	4	5	6	7	8	9	10

Inicio	Fin

Duración

Lugar del cuerpo	
Frente	Dorso
Izquierda	Derecha

Gravedad									
1	2	3	4	5	6	7	8	9	10

Inicio	Fin

Duración

Lugar del cuerpo	
Frente	Dorso
Izquierda	Derecha

Gravedad									
1	2	3	4	5	6	7	8	9	10

Energía

☆ ☆ ☆ ☆ ☆

Actividad

☆ ☆ ☆ ☆ ☆

Dormir

☆ ☆ ☆ ☆ ☆

Otros síntomas	Disparadores	Medidas de alivio

Comentarios

Libro del dolor

Fecha :-		Lun	Mar	Mie	Jue	Vie	Sab	Dom

Área de dolor

Inicio	Fin

Duración	

Lugar del cuerpo

Frente	Dorso
Izquierda	Derecha

Gravedad

1	2	3	4	5	6	7	8	9	10

Inicio	Fin

Duración	

Lugar del cuerpo

Frente	Dorso
Izquierda	Derecha

Gravedad

1	2	3	4	5	6	7	8	9	10

Inicio	Fin

Duración	

Lugar del cuerpo

Frente	Dorso
Izquierda	Derecha

Gravedad

1	2	3	4	5	6	7	8	9	10

Energía

☆ ☆ ☆ ☆ ☆

Actividad

☆ ☆ ☆ ☆ ☆

Dormir

☆ ☆ ☆ ☆ ☆

Otros síntomas	Disparadores	Medidas de alivio

Comentarios

Libro del dolor

Fecha :-	Lun	Mar	Mie	Jue	Vie	Sab	Dom

Área de dolor

Inicio	Fin
Duración	

Lugar del cuerpo	
Frente	Dorso
Izquierda	Derecha

Gravedad

1	2	3	4	5	6	7	8	9	10

Inicio	Fin
Duración	

Lugar del cuerpo	
Frente	Dorso
Izquierda	Derecha

Gravedad

1	2	3	4	5	6	7	8	9	10

Inicio	Fin
Duración	

Lugar del cuerpo	
Frente	Dorso
Izquierda	Derecha

Gravedad

1	2	3	4	5	6	7	8	9	10

Energía

☆ ☆ ☆ ☆ ☆

Actividad

☆ ☆ ☆ ☆ ☆

Dormir

☆ ☆ ☆ ☆ ☆

Otros síntomas	Disparadores	Medidas de alivio

Comentarios

Libro del dolor

Fecha :-	Lun	Mar	Mie	Jue	Vie	Sab	Dom

Área de dolor

Inicio	Fin

Duración

Lugar del cuerpo

Frente	Dorso
Izquierda	Derecha

Gravedad

1	2	3	4	5	6	7	8	9	10

Inicio	Fin

Duración

Lugar del cuerpo

Frente	Dorso
Izquierda	Derecha

Gravedad

1	2	3	4	5	6	7	8	9	10

Inicio	Fin

Duración

Lugar del cuerpo

Frente	Dorso
Izquierda	Derecha

Gravedad

1	2	3	4	5	6	7	8	9	10

Energía

☆ ☆ ☆ ☆ ☆

Actividad

☆ ☆ ☆ ☆ ☆

Dormir

☆ ☆ ☆ ☆ ☆

Otros síntomas	Disparadores	Medidas de alivio

Comentarios

Libro del dolor

Fecha :-		Lun	Mar	Mie	Jue	Vie	Sab	Dom

Área de dolor

Inicio	Fin		Lugar del cuerpo	
Duración			Frente	Dorso
			Izquierda	Derecha

Gravedad									
1	2	3	4	5	6	7	8	9	10

Inicio	Fin		Lugar del cuerpo	
Duración			Frente	Dorso
			Izquierda	Derecha

Gravedad									
1	2	3	4	5	6	7	8	9	10

Inicio	Fin		Lugar del cuerpo	
Duración			Frente	Dorso
			Izquierda	Derecha

Gravedad									
1	2	3	4	5	6	7	8	9	10

Energía

☆ ☆ ☆ ☆ ☆

Actividad

☆ ☆ ☆ ☆ ☆

Dormir

☆ ☆ ☆ ☆ ☆

Otros síntomas	Disparadores	Medidas de alivio

Comentarios

Libro del dolor

Fecha :-		Lun	Mar	Mie	Jue	Vie	Sab	Dom

Área de dolor

Inicio	Fin

Duración

Lugar del cuerpo

Frente	Dorso
Izquierda	Derecha

Gravedad

1	2	3	4	5	6	7	8	9	10

Inicio	Fin

Duración

Lugar del cuerpo

Frente	Dorso
Izquierda	Derecha

Gravedad

1	2	3	4	5	6	7	8	9	10

Inicio	Fin

Duración

Lugar del cuerpo

Frente	Dorso
Izquierda	Derecha

Gravedad

1	2	3	4	5	6	7	8	9	10

Energía

☆ ☆ ☆ ☆ ☆

Actividad

☆ ☆ ☆ ☆ ☆

Dormir

☆ ☆ ☆ ☆ ☆

Otros síntomas	Disparadores	Medidas de alivio

Comentarios

Libro del dolor

Fecha :-		Lun	Mar	Mie	Jue	Vie	Sab	Dom

Área de dolor

Inicio	Fin
Duración	

Lugar del cuerpo	
Frente	Dorso
Izquierda	Derecha

Gravedad

1	2	3	4	5	6	7	8	9	10

Inicio	Fin
Duración	

Lugar del cuerpo	
Frente	Dorso
Izquierda	Derecha

Gravedad

1	2	3	4	5	6	7	8	9	10

Inicio	Fin
Duración	

Lugar del cuerpo	
Frente	Dorso
Izquierda	Derecha

Gravedad

1	2	3	4	5	6	7	8	9	10

Energía

☆ ☆ ☆ ☆ ☆

Actividad

☆ ☆ ☆ ☆ ☆

Dormir

☆ ☆ ☆ ☆ ☆

Otros síntomas	Disparadores	Medidas de alivio

Comentarios

Libro del dolor

Fecha :-		Lun	Mar	Mie	Jue	Vie	Sab	Dom

Área de dolor

Inicio / Fin

Inicio	Fin
Duración	

Lugar del cuerpo

Lugar del cuerpo	
Frente	Dorso
Izquierda	Derecha

Gravedad

1	2	3	4	5	6	7	8	9	10

Inicio	Fin
Duración	

Lugar del cuerpo	
Frente	Dorso
Izquierda	Derecha

Gravedad

1	2	3	4	5	6	7	8	9	10

Inicio	Fin
Duración	

Lugar del cuerpo	
Frente	Dorso
Izquierda	Derecha

Gravedad

1	2	3	4	5	6	7	8	9	10

Energía

☆ ☆ ☆ ☆ ☆

Actividad

☆ ☆ ☆ ☆ ☆

Dormir

☆ ☆ ☆ ☆ ☆

Otros síntomas	Disparadores	Medidas de alivio

Comentarios

Libro del dolor

Fecha :-		Lun	Mar	Mie	Jue	Vie	Sab	Dom

Área de dolor

Inicio	Fin

Duración

Lugar del cuerpo

Frente	Dorso
Izquierda	Derecha

Gravedad									
1	2	3	4	5	6	7	8	9	10

Inicio	Fin

Duración

Lugar del cuerpo

Frente	Dorso
Izquierda	Derecha

Gravedad									
1	2	3	4	5	6	7	8	9	10

Inicio	Fin

Duración

Lugar del cuerpo

Frente	Dorso
Izquierda	Derecha

Gravedad									
1	2	3	4	5	6	7	8	9	10

Energía
☆ ☆ ☆ ☆ ☆

Actividad
☆ ☆ ☆ ☆ ☆

Dormir
☆ ☆ ☆ ☆ ☆

Otros síntomas	Disparadores	Medidas de alivio

Comentarios

Libro del dolor

Fecha :-		Lun	Mar	Mie	Jue	Vie	Sab	Dom

Área de dolor

Inicio	Fin

Duración

Lugar del cuerpo

Frente	Dorso
Izquierda	Derecha

Gravedad									
1	2	3	4	5	6	7	8	9	10

Inicio	Fin

Duración

Lugar del cuerpo

Frente	Dorso
Izquierda	Derecha

Gravedad									
1	2	3	4	5	6	7	8	9	10

Inicio	Fin

Duración

Lugar del cuerpo

Frente	Dorso
Izquierda	Derecha

Gravedad									
1	2	3	4	5	6	7	8	9	10

Energía
☆ ☆ ☆ ☆ ☆

Actividad
☆ ☆ ☆ ☆ ☆

Dormir
☆ ☆ ☆ ☆ ☆

Otros síntomas	Disparadores	Medidas de alivio

Comentarios

Libro del dolor

Fecha :-	Lun	Mar	Mie	Jue	Vie	Sab	Dom

Área de dolor

Inicio	Fin	Lugar del cuerpo	
Duración		Frente	Dorso
		Izquierda	Derecha

Gravedad

1	2	3	4	5	6	7	8	9	10

Inicio	Fin	Lugar del cuerpo	
Duración		Frente	Dorso
		Izquierda	Derecha

Gravedad

1	2	3	4	5	6	7	8	9	10

Inicio	Fin	Lugar del cuerpo	
Duración		Frente	Dorso
		Izquierda	Derecha

Gravedad

1	2	3	4	5	6	7	8	9	10

Energía

☆ ☆ ☆ ☆ ☆

Actividad

☆ ☆ ☆ ☆ ☆

Dormir

☆ ☆ ☆ ☆ ☆

Otros síntomas	Disparadores	Medidas de alivio

Comentarios

Libro del dolor

Fecha :-		Lun	Mar	Mie	Jue	Vie	Sab	Dom

Área de dolor

Inicio	Fin		Lugar del cuerpo	
Duración			Frente	Dorso
			Izquierda	Derecha

Gravedad									
1	2	3	4	5	6	7	8	9	10

Inicio	Fin		Lugar del cuerpo	
Duración			Frente	Dorso
			Izquierda	Derecha

Gravedad									
1	2	3	4	5	6	7	8	9	10

Inicio	Fin		Lugar del cuerpo	
Duración			Frente	Dorso
			Izquierda	Derecha

Gravedad									
1	2	3	4	5	6	7	8	9	10

Energía
☆ ☆ ☆ ☆ ☆

Actividad
☆ ☆ ☆ ☆ ☆

Dormir
☆ ☆ ☆ ☆ ☆

Otros síntomas	Disparadores	Medidas de alivio

Comentarios

Libro del dolor

Fecha :-		Lun	Mar	Mie	Jue	Vie	Sab	Dom

Área de dolor

Inicio	Fin
Duración	

Lugar del cuerpo	
Frente	Dorso
Izquierda	Derecha

Gravedad

1	2	3	4	5	6	7	8	9	10

Inicio	Fin
Duración	

Lugar del cuerpo	
Frente	Dorso
Izquierda	Derecha

Gravedad

1	2	3	4	5	6	7	8	9	10

Inicio	Fin
Duración	

Lugar del cuerpo	
Frente	Dorso
Izquierda	Derecha

Gravedad

1	2	3	4	5	6	7	8	9	10

Energía

☆ ☆ ☆ ☆ ☆

Actividad

☆ ☆ ☆ ☆ ☆

Dormir

☆ ☆ ☆ ☆ ☆

Otros síntomas	Disparadores	Medidas de alivio

Comentarios

Libro del dolor

Fecha :-		Lun	Mar	Mie	Jue	Vie	Sab	Dom

Área de dolor

Inicio	Fin
Duración	

Lugar del cuerpo	
Frente	Dorso
Izquierda	Derecha

Gravedad

1	2	3	4	5	6	7	8	9	10

Inicio	Fin
Duración	

Lugar del cuerpo	
Frente	Dorso
Izquierda	Derecha

Gravedad

1	2	3	4	5	6	7	8	9	10

Inicio	Fin
Duración	

Lugar del cuerpo	
Frente	Dorso
Izquierda	Derecha

Gravedad

1	2	3	4	5	6	7	8	9	10

Energía

☆ ☆ ☆ ☆ ☆

Actividad

☆ ☆ ☆ ☆ ☆

Dormir

☆ ☆ ☆ ☆ ☆

Otros síntomas	Disparadores	Medidas de alivio

Comentarios

Libro del dolor

Fecha :-		Lun	Mar	Mie	Jue	Vie	Sab	Dom

Área de dolor

Inicio	Fin		Lugar del cuerpo	
Duración			Frente	Dorso
			Izquierda	Derecha

Gravedad									
1	2	3	4	5	6	7	8	9	10

Inicio	Fin		Lugar del cuerpo	
Duración			Frente	Dorso
			Izquierda	Derecha

Gravedad									
1	2	3	4	5	6	7	8	9	10

Inicio	Fin		Lugar del cuerpo	
Duración			Frente	Dorso
			Izquierda	Derecha

Gravedad									
1	2	3	4	5	6	7	8	9	10

Energía
☆ ☆ ☆ ☆ ☆

Actividad
☆ ☆ ☆ ☆ ☆

Dormir
☆ ☆ ☆ ☆ ☆

Otros síntomas	Disparadores	Medidas de alivio

Comentarios

Libro del dolor

Fecha :-		Lun	Mar	Mie	Jue	Vie	Sab	Dom

Área de dolor

Inicio | Fin | Lugar del cuerpo

Duración		Frente	Dorso
		Izquierda	Derecha

Gravedad

1	2	3	4	5	6	7	8	9	10

Inicio | Fin | Lugar del cuerpo

Duración		Frente	Dorso
		Izquierda	Derecha

Gravedad

1	2	3	4	5	6	7	8	9	10

Inicio | Fin | Lugar del cuerpo

Duración		Frente	Dorso
		Izquierda	Derecha

Gravedad

1	2	3	4	5	6	7	8	9	10

Energía

☆ ☆ ☆ ☆ ☆

Actividad

☆ ☆ ☆ ☆ ☆

Dormir

☆ ☆ ☆ ☆ ☆

Otros síntomas	Disparadores	Medidas de alivio

Comentarios

Libro del dolor

Fecha :-		Lun	Mar	Mie	Jue	Vie	Sab	Dom

Área de dolor

Inicio	Fin		Lugar del cuerpo	
Duración			Frente	Dorso
			Izquierda	Derecha

Gravedad

1	2	3	4	5	6	7	8	9	10

Inicio	Fin		Lugar del cuerpo	
Duración			Frente	Dorso
			Izquierda	Derecha

Gravedad

1	2	3	4	5	6	7	8	9	10

Inicio	Fin		Lugar del cuerpo	
Duración			Frente	Dorso
			Izquierda	Derecha

Gravedad

1	2	3	4	5	6	7	8	9	10

Energía

☆ ☆ ☆ ☆ ☆

Actividad

☆ ☆ ☆ ☆ ☆

Dormir

☆ ☆ ☆ ☆ ☆

Otros síntomas	Disparadores	Medidas de alivio

Comentarios

Libro del dolor

Fecha :-		Lun	Mar	Mie	Jue	Vie	Sab	Dom

Área de dolor

Inicio	Fin		Lugar del cuerpo	
Duración			Frente	Dorso
			Izquierda	Derecha

Gravedad

1	2	3	4	5	6	7	8	9	10

Inicio	Fin		Lugar del cuerpo	
Duración			Frente	Dorso
			Izquierda	Derecha

Gravedad

1	2	3	4	5	6	7	8	9	10

Inicio	Fin		Lugar del cuerpo	
Duración			Frente	Dorso
			Izquierda	Derecha

Gravedad

1	2	3	4	5	6	7	8	9	10

Energía
☆ ☆ ☆ ☆ ☆

Actividad
☆ ☆ ☆ ☆ ☆

Dormir
☆ ☆ ☆ ☆ ☆

Otros síntomas	Disparadores	Medidas de alivio

Comentarios

Libro del dolor

Fecha :-	Lun	Mar	Mie	Jue	Vie	Sab	Dom

Área de dolor

Inicio	Fin

Duración

Lugar del cuerpo

Frente	Dorso
Izquierda	Derecha

Gravedad

1	2	3	4	5	6	7	8	9	10

Inicio	Fin

Duración

Lugar del cuerpo

Frente	Dorso
Izquierda	Derecha

Gravedad

1	2	3	4	5	6	7	8	9	10

Inicio	Fin

Duración

Lugar del cuerpo

Frente	Dorso
Izquierda	Derecha

Gravedad

1	2	3	4	5	6	7	8	9	10

Energía

☆ ☆ ☆ ☆ ☆

Actividad

☆ ☆ ☆ ☆ ☆

Dormir

☆ ☆ ☆ ☆ ☆

Otros síntomas	Disparadores	Medidas de alivio

Comentarios

Libro del dolor

Fecha :-		Lun	Mar	Mie	Jue	Vie	Sab	Dom

Área de dolor

Inicio	Fin
Duración	

Lugar del cuerpo	
Frente	Dorso
Izquierda	Derecha

Gravedad

1	2	3	4	5	6	7	8	9	10

Inicio	Fin
Duración	

Lugar del cuerpo	
Frente	Dorso
Izquierda	Derecha

Gravedad

1	2	3	4	5	6	7	8	9	10

Inicio	Fin
Duración	

Lugar del cuerpo	
Frente	Dorso
Izquierda	Derecha

Gravedad

1	2	3	4	5	6	7	8	9	10

Energía

☆ ☆ ☆ ☆ ☆

Actividad

☆ ☆ ☆ ☆ ☆

Dormir

☆ ☆ ☆ ☆ ☆

Otros síntomas	Disparadores	Medidas de alivio

Comentarios

Libro del dolor

Fecha :-		Lun	Mar	Mie	Jue	Vie	Sab	Dom

Área de dolor

Inicio	Fin		Lugar del cuerpo	
Duración			Frente	Dorso
			Izquierda	Derecha

Gravedad									
1	2	3	4	5	6	7	8	9	10

Inicio	Fin		Lugar del cuerpo	
Duración			Frente	Dorso
			Izquierda	Derecha

Gravedad									
1	2	3	4	5	6	7	8	9	10

Inicio	Fin		Lugar del cuerpo	
Duración			Frente	Dorso
			Izquierda	Derecha

Gravedad									
1	2	3	4	5	6	7	8	9	10

Energía
☆ ☆ ☆ ☆ ☆

Actividad
☆ ☆ ☆ ☆ ☆

Dormir
☆ ☆ ☆ ☆ ☆

Otros síntomas	Disparadores	Medidas de alivio

Comentarios

Libro del dolor

Fecha :-		Lun	Mar	Mie	Jue	Vie	Sab	Dom

Área de dolor

Inicio	Fin

Duración

Lugar del cuerpo

Frente	Dorso
Izquierda	Derecha

Gravedad									
1	2	3	4	5	6	7	8	9	10

Inicio	Fin

Duración

Lugar del cuerpo

Frente	Dorso
Izquierda	Derecha

Gravedad									
1	2	3	4	5	6	7	8	9	10

Inicio	Fin

Duración

Lugar del cuerpo

Frente	Dorso
Izquierda	Derecha

Gravedad									
1	2	3	4	5	6	7	8	9	10

Energía

☆ ☆ ☆ ☆ ☆

Actividad

☆ ☆ ☆ ☆ ☆

Dormir

☆ ☆ ☆ ☆ ☆

Otros síntomas	Disparadores	Medidas de alivio

Comentarios

Libro del dolor

Fecha :-		Lun	Mar	Mie	Jue	Vie	Sab	Dom

Área de dolor

Inicio	Fin
Duración	

Lugar del cuerpo	
Frente	Dorso
Izquierda	Derecha

Gravedad									
1	2	3	4	5	6	7	8	9	10

Inicio	Fin
Duración	

Lugar del cuerpo	
Frente	Dorso
Izquierda	Derecha

Gravedad									
1	2	3	4	5	6	7	8	9	10

Inicio	Fin
Duración	

Lugar del cuerpo	
Frente	Dorso
Izquierda	Derecha

Gravedad									
1	2	3	4	5	6	7	8	9	10

Energía
☆ ☆ ☆ ☆ ☆

Actividad
☆ ☆ ☆ ☆ ☆

Dormir
☆ ☆ ☆ ☆ ☆

Otros síntomas	Disparadores	Medidas de alivio

Comentarios

Libro del dolor

Fecha :-		Lun	Mar	Mie	Jue	Vie	Sab	Dom

Área de dolor

Inicio	Fin	Lugar del cuerpo	
Duración		Frente	Dorso
		Izquierda	Derecha

Gravedad

1	2	3	4	5	6	7	8	9	10

Inicio	Fin	Lugar del cuerpo	
Duración		Frente	Dorso
		Izquierda	Derecha

Gravedad

1	2	3	4	5	6	7	8	9	10

Inicio	Fin	Lugar del cuerpo	
Duración		Frente	Dorso
		Izquierda	Derecha

Gravedad

1	2	3	4	5	6	7	8	9	10

Energía

☆ ☆ ☆ ☆ ☆

Actividad

☆ ☆ ☆ ☆ ☆

Dormir

☆ ☆ ☆ ☆ ☆

Otros síntomas	Disparadores	Medidas de alivio

Comentarios

Libro del dolor

Fecha :-		Lun	Mar	Mie	Jue	Vie	Sab	Dom

Área de dolor

Inicio	Fin	Lugar del cuerpo	
Duración		Frente	Dorso
		Izquierda	Derecha

Gravedad									
1	2	3	4	5	6	7	8	9	10

Inicio	Fin	Lugar del cuerpo	
Duración		Frente	Dorso
		Izquierda	Derecha

Gravedad									
1	2	3	4	5	6	7	8	9	10

Inicio	Fin	Lugar del cuerpo	
Duración		Frente	Dorso
		Izquierda	Derecha

Gravedad									
1	2	3	4	5	6	7	8	9	10

Energía

☆ ☆ ☆ ☆ ☆

Actividad

☆ ☆ ☆ ☆ ☆

Dormir

☆ ☆ ☆ ☆ ☆

Otros síntomas	Disparadores	Medidas de alivio

Comentarios

Libro del dolor

Fecha :-		Lun	Mar	Mie	Jue	Vie	Sab	Dom

Área de dolor

Inicio	Fin

Duración

Lugar del cuerpo

Frente	Dorso
Izquierda	Derecha

Gravedad

1	2	3	4	5	6	7	8	9	10

Inicio	Fin

Duración

Lugar del cuerpo

Frente	Dorso
Izquierda	Derecha

Gravedad

1	2	3	4	5	6	7	8	9	10

Inicio	Fin

Duración

Lugar del cuerpo

Frente	Dorso
Izquierda	Derecha

Gravedad

1	2	3	4	5	6	7	8	9	10

Energía

☆ ☆ ☆ ☆ ☆

Actividad

☆ ☆ ☆ ☆ ☆

Dormir

☆ ☆ ☆ ☆ ☆

Otros síntomas	Disparadores	Medidas de alivio

Comentarios

Libro del dolor

Fecha :-	Lun	Mar	Mie	Jue	Vie	Sab	Dom

Área de dolor

Inicio	Fin

Duración

Lugar del cuerpo

Frente	Dorso
Izquierda	Derecha

Gravedad

1	2	3	4	5	6	7	8	9	10

Inicio	Fin

Duración

Lugar del cuerpo

Frente	Dorso
Izquierda	Derecha

Gravedad

1	2	3	4	5	6	7	8	9	10

Inicio	Fin

Duración

Lugar del cuerpo

Frente	Dorso
Izquierda	Derecha

Gravedad

1	2	3	4	5	6	7	8	9	10

Energía

☆ ☆ ☆ ☆ ☆

Actividad

☆ ☆ ☆ ☆ ☆

Dormir

☆ ☆ ☆ ☆ ☆

Otros síntomas	Disparadores	Medidas de alivio

Comentarios

Libro del dolor

Fecha :-		Lun	Mar	Mie	Jue	Vie	Sab	Don

Área de dolor

Inicio	Fin

Duración

Lugar del cuerpo

Frente	Dorso
Izquierda	Derecha

Gravedad

1	2	3	4	5	6	7	8	9	10

Inicio	Fin

Duración

Lugar del cuerpo

Frente	Dorso
Izquierda	Derecha

Gravedad

1	2	3	4	5	6	7	8	9	10

Inicio	Fin

Duración

Lugar del cuerpo

Frente	Dorso
Izquierda	Derecha

Gravedad

1	2	3	4	5	6	7	8	9	10

Energía

☆ ☆ ☆ ☆ ☆

Actividad

☆ ☆ ☆ ☆ ☆

Dormir

☆ ☆ ☆ ☆ ☆

Otros síntomas	Disparadores	Medidas de alivio

Comentarios

Libro del dolor

Fecha :-		Lun	Mar	Mie	Jue	Vie	Sab	Dom

Área de dolor

Inicio	Fin

Duración

Lugar del cuerpo

Frente	Dorso
Izquierda	Derecha

Gravedad

1	2	3	4	5	6	7	8	9	10

Inicio	Fin

Duración

Lugar del cuerpo

Frente	Dorso
Izquierda	Derecha

Gravedad

1	2	3	4	5	6	7	8	9	10

Inicio	Fin

Duración

Lugar del cuerpo

Frente	Dorso
Izquierda	Derecha

Gravedad

1	2	3	4	5	6	7	8	9	10

Energía

☆ ☆ ☆ ☆ ☆

Actividad

☆ ☆ ☆ ☆ ☆

Dormir

☆ ☆ ☆ ☆ ☆

Otros síntomas	Disparadores	Medidas de alivio

Comentarios

Libro del dolor

Fecha :-		Lun	Mar	Mie	Jue	Vie	Sab	Dom

Área de dolor

Inicio	Fin

Duración

Lugar del cuerpo

Frente	Dorso
Izquierda	Derecha

Gravedad

1	2	3	4	5	6	7	8	9	10

Inicio	Fin

Duración

Lugar del cuerpo

Frente	Dorso
Izquierda	Derecha

Gravedad

1	2	3	4	5	6	7	8	9	10

Inicio	Fin

Duración

Lugar del cuerpo

Frente	Dorso
Izquierda	Derecha

Gravedad

1	2	3	4	5	6	7	8	9	10

Energía

☆ ☆ ☆ ☆ ☆

Actividad

☆ ☆ ☆ ☆ ☆

Dormir

☆ ☆ ☆ ☆ ☆

Otros síntomas	Disparadores	Medidas de alivio

Comentarios

Libro del dolor

Fecha :-		Lun	Mar	Mie	Jue	Vie	Sab	Dom

Área de dolor

Inicio	Fin

Duración

Lugar del cuerpo

Frente	Dorso
Izquierda	Derecha

Gravedad

1	2	3	4	5	6	7	8	9	10

Inicio	Fin

Duración

Lugar del cuerpo

Frente	Dorso
Izquierda	Derecha

Gravedad

1	2	3	4	5	6	7	8	9	10

Inicio	Fin

Duración

Lugar del cuerpo

Frente	Dorso
Izquierda	Derecha

Gravedad

1	2	3	4	5	6	7	8	9	10

Energía

☆ ☆ ☆ ☆ ☆

Actividad

☆ ☆ ☆ ☆ ☆

Dormir

☆ ☆ ☆ ☆ ☆

Otros síntomas	Disparadores	Medidas de alivio

Comentarios

Libro del dolor

Fecha :-		Lun	Mar	Mie	Jue	Vie	Sab	Dom

Área de dolor

Inicio	Fin

Duración

Lugar del cuerpo

Frente	Dorso
Izquierda	Derecha

Gravedad

1	2	3	4	5	6	7	8	9	10

Inicio	Fin

Duración

Lugar del cuerpo

Frente	Dorso
Izquierda	Derecha

Gravedad

1	2	3	4	5	6	7	8	9	10

Inicio	Fin

Duración

Lugar del cuerpo

Frente	Dorso
Izquierda	Derecha

Gravedad

1	2	3	4	5	6	7	8	9	10

Energía

☆ ☆ ☆ ☆ ☆

Actividad

☆ ☆ ☆ ☆ ☆

Dormir

☆ ☆ ☆ ☆ ☆

Otros síntomas	Disparadores	Medidas de alivio

Comentarios

Libro del dolor

Fecha :-	Lun	Mar	Mie	Jue	Vie	Sab	Dom

Área de dolor

Inicio	Fin	Lugar del cuerpo	
Duración		Frente	Dorso
		Izquierda	Derecha

Gravedad

1	2	3	4	5	6	7	8	9	10

Inicio	Fin	Lugar del cuerpo	
Duración		Frente	Dorso
		Izquierda	Derecha

Gravedad

1	2	3	4	5	6	7	8	9	10

Inicio	Fin	Lugar del cuerpo	
Duración		Frente	Dorso
		Izquierda	Derecha

Gravedad

1	2	3	4	5	6	7	8	9	10

Energía

☆ ☆ ☆ ☆ ☆

Actividad

☆ ☆ ☆ ☆ ☆

Dormir

☆ ☆ ☆ ☆ ☆

Otros síntomas	Disparadores	Medidas de alivio

Comentarios

Libro del dolor

Fecha :-	Lun	Mar	Mie	Jue	Vie	Sab	Dom

Área de dolor

Inicio	Fin

Duración

Lugar del cuerpo

Frente	Dorso
Izquierda	Derecha

Gravedad

1	2	3	4	5	6	7	8	9	10

Inicio	Fin

Duración

Lugar del cuerpo

Frente	Dorso
Izquierda	Derecha

Gravedad

1	2	3	4	5	6	7	8	9	10

Inicio	Fin

Duración

Lugar del cuerpo

Frente	Dorso
Izquierda	Derecha

Gravedad

1	2	3	4	5	6	7	8	9	10

Energía

☆ ☆ ☆ ☆ ☆

Actividad

☆ ☆ ☆ ☆ ☆

Dormir

☆ ☆ ☆ ☆ ☆

Otros síntomas	Disparadores	Medidas de alivio

Comentarios

Libro del dolor

Fecha :-	Lun	Mar	Mie	Jue	Vie	Sab	Dom

Área de dolor

Inicio	Fin

Duración

Lugar del cuerpo

Frente	Dorso
Izquierda	Derecha

Gravedad

1	2	3	4	5	6	7	8	9	10

Inicio	Fin

Duración

Lugar del cuerpo

Frente	Dorso
Izquierda	Derecha

Gravedad

1	2	3	4	5	6	7	8	9	10

Inicio	Fin

Duración

Lugar del cuerpo

Frente	Dorso
Izquierda	Derecha

Gravedad

1	2	3	4	5	6	7	8	9	10

Energía

☆ ☆ ☆ ☆ ☆

Actividad

☆ ☆ ☆ ☆ ☆

Dormir

☆ ☆ ☆ ☆ ☆

Otros síntomas	Disparadores	Medidas de alivio

Comentarios

Libro del dolor

Fecha :-		Lun	Mar	Mie	Jue	Vie	Sab	Dom

Área de dolor

Inicio	Fin

Duración

Lugar del cuerpo

Frente	Dorso
Izquierda	Derecha

Gravedad

1	2	3	4	5	6	7	8	9	10

Inicio	Fin

Duración

Lugar del cuerpo

Frente	Dorso
Izquierda	Derecha

Gravedad

1	2	3	4	5	6	7	8	9	10

Inicio	Fin

Duración

Lugar del cuerpo

Frente	Dorso
Izquierda	Derecha

Gravedad

1	2	3	4	5	6	7	8	9	10

Energía

☆ ☆ ☆ ☆ ☆

Actividad

☆ ☆ ☆ ☆ ☆

Dormir

☆ ☆ ☆ ☆ ☆

Otros síntomas	Disparadores	Medidas de alivio

Comentarios

Libro del dolor

Fecha :-		Lun	Mar	Mie	Jue	Vie	Sab	Dom

Área de dolor

Inicio	Fin

Duración

Lugar del cuerpo

Frente	Dorso
Izquierda	Derecha

Gravedad

1	2	3	4	5	6	7	8	9	10

Inicio	Fin

Duración

Lugar del cuerpo

Frente	Dorso
Izquierda	Derecha

Gravedad

1	2	3	4	5	6	7	8	9	10

Inicio	Fin

Duración

Lugar del cuerpo

Frente	Dorso
Izquierda	Derecha

Gravedad

1	2	3	4	5	6	7	8	9	10

Energía

☆ ☆ ☆ ☆ ☆

Actividad

☆ ☆ ☆ ☆ ☆

Dormir

☆ ☆ ☆ ☆ ☆

Otros síntomas	Disparadores	Medidas de alivio

Comentarios

Libro del dolor

Fecha :-		Lun	Mar	Mie	Jue	Vie	Sab	Dom

Área de dolor

Inicio	Fin

Duración

Lugar del cuerpo

Frente	Dorso
Izquierda	Derecha

Gravedad

1	2	3	4	5	6	7	8	9	10

Inicio	Fin

Duración

Lugar del cuerpo

Frente	Dorso
Izquierda	Derecha

Gravedad

1	2	3	4	5	6	7	8	9	10

Inicio	Fin

Duración

Lugar del cuerpo

Frente	Dorso
Izquierda	Derecha

Gravedad

1	2	3	4	5	6	7	8	9	10

Energía

☆ ☆ ☆ ☆ ☆

Actividad

☆ ☆ ☆ ☆ ☆

Dormir

☆ ☆ ☆ ☆ ☆

Otros síntomas	Disparadores	Medidas de alivio

Comentarios

Libro del dolor

Fecha :-		Lun	Mar	Mie	Jue	Vie	Sab	Dom

Área de dolor

Inicio	Fin

Duración

Lugar del cuerpo

Frente	Dorso
Izquierda	Derecha

Gravedad									
1	2	3	4	5	6	7	8	9	10

Inicio	Fin

Duración

Lugar del cuerpo

Frente	Dorso
Izquierda	Derecha

Gravedad									
1	2	3	4	5	6	7	8	9	10

Inicio	Fin

Duración

Lugar del cuerpo

Frente	Dorso
Izquierda	Derecha

Gravedad									
1	2	3	4	5	6	7	8	9	10

Energía

☆ ☆ ☆ ☆ ☆

Actividad

☆ ☆ ☆ ☆ ☆

Dormir

☆ ☆ ☆ ☆ ☆

Otros síntomas	Disparadores	Medidas de alivio

Comentarios

Libro del dolor

Fecha :-		Lun	Mar	Mie	Jue	Vie	Sab	Dom

Área de dolor

Inicio	Fin

Duración	

Lugar del cuerpo	
Frente	Dorso
Izquierda	Derecha

Gravedad

1	2	3	4	5	6	7	8	9	10

Inicio	Fin

Duración	

Lugar del cuerpo	
Frente	Dorso
Izquierda	Derecha

Gravedad

1	2	3	4	5	6	7	8	9	10

Inicio	Fin

Duración	

Lugar del cuerpo	
Frente	Dorso
Izquierda	Derecha

Gravedad

1	2	3	4	5	6	7	8	9	10

Energía

☆ ☆ ☆ ☆ ☆

Actividad

☆ ☆ ☆ ☆ ☆

Dormir

☆ ☆ ☆ ☆ ☆

Otros síntomas	Disparadores	Medidas de alivio

Comentarios

Libro del dolor

Fecha :-		Lun	Mar	Mie	Jue	Vie	Sab	Dom

Área de dolor

Inicio	Fin		Lugar del cuerpo	
Duración			Frente	Dorso
			Izquierda	Derecha

Gravedad

1	2	3	4	5	6	7	8	9	10

Inicio	Fin		Lugar del cuerpo	
Duración			Frente	Dorso
			Izquierda	Derecha

Gravedad

1	2	3	4	5	6	7	8	9	10

Inicio	Fin		Lugar del cuerpo	
Duración			Frente	Dorso
			Izquierda	Derecha

Gravedad

1	2	3	4	5	6	7	8	9	10

Energía

☆ ☆ ☆ ☆ ☆

Actividad

☆ ☆ ☆ ☆ ☆

Dormir

☆ ☆ ☆ ☆ ☆

Otros síntomas	Disparadores	Medidas de alivio

Comentarios

Libro del dolor

Fecha :-		Lun	Mar	Mie	Jue	Vie	Sab	Dom

Área de dolor

Inicio	Fin

Duración

Lugar del cuerpo

Frente	Dorso
Izquierda	Derecha

Gravedad									
1	2	3	4	5	6	7	8	9	10

Inicio	Fin

Duración

Lugar del cuerpo

Frente	Dorso
Izquierda	Derecha

Gravedad									
1	2	3	4	5	6	7	8	9	10

Inicio	Fin

Duración

Lugar del cuerpo

Frente	Dorso
Izquierda	Derecha

Gravedad									
1	2	3	4	5	6	7	8	9	10

Energía
☆ ☆ ☆ ☆ ☆

Actividad
☆ ☆ ☆ ☆ ☆

Dormir
☆ ☆ ☆ ☆ ☆

Otros síntomas	Disparadores	Medidas de alivio

Comentarios

Libro del dolor

Fecha :-		Lun	Mar	Mie	Jue	Vie	Sab	Dom

Área de dolor

Inicio	Fin

Duración

Lugar del cuerpo	
Frente	Dorso
Izquierda	Derecha

Gravedad

1	2	3	4	5	6	7	8	9	10

Inicio	Fin

Duración

Lugar del cuerpo	
Frente	Dorso
Izquierda	Derecha

Gravedad

1	2	3	4	5	6	7	8	9	10

Inicio	Fin

Duración

Lugar del cuerpo	
Frente	Dorso
Izquierda	Derecha

Gravedad

1	2	3	4	5	6	7	8	9	10

Energía

☆ ☆ ☆ ☆ ☆

Actividad

☆ ☆ ☆ ☆ ☆

Dormir

☆ ☆ ☆ ☆ ☆

Otros síntomas	Disparadores	Medidas de alivio

Comentarios

Libro del dolor

Fecha :-		Lun	Mar	Mie	Jue	Vie	Sab	Dom

Área de dolor

Inicio	Fin

Duración

Lugar del cuerpo

Frente	Dorso
Izquierda	Derecha

Gravedad
1	2	3	4	5	6	7	8	9	10

Inicio	Fin

Duración

Lugar del cuerpo

Frente	Dorso
Izquierda	Derecha

Gravedad
1	2	3	4	5	6	7	8	9	10

Inicio	Fin

Duración

Lugar del cuerpo

Frente	Dorso
Izquierda	Derecha

Gravedad
1	2	3	4	5	6	7	8	9	10

Energía
☆ ☆ ☆ ☆ ☆

Actividad
☆ ☆ ☆ ☆ ☆

Dormir
☆ ☆ ☆ ☆ ☆

Otros síntomas	Disparadores	Medidas de alivio

Comentarios

Libro del dolor

Fecha :-		Lun	Mar	Mie	Jue	Vie	Sab	Dom

Área de dolor

Inicio	Fin		Lugar del cuerpo	
Duración			Frente	Dorso
			Izquierda	Derecha

Gravedad

1	2	3	4	5	6	7	8	9	10

Inicio	Fin		Lugar del cuerpo	
Duración			Frente	Dorso
			Izquierda	Derecha

Gravedad

1	2	3	4	5	6	7	8	9	10

Inicio	Fin		Lugar del cuerpo	
Duración			Frente	Dorso
			Izquierda	Derecha

Gravedad

1	2	3	4	5	6	7	8	9	10

Energía

☆ ☆ ☆ ☆ ☆

Actividad

☆ ☆ ☆ ☆ ☆

Dormir

☆ ☆ ☆ ☆ ☆

Otros síntomas	Disparadores	Medidas de alivio

Comentarios

Libro del dolor

Fecha :-		Lun	Mar	Mie	Jue	Vie	Sab	Dom

Área de dolor

Inicio	Fin

Duración

Lugar del cuerpo

Frente	Dorso
Izquierda	Derecha

Gravedad

1	2	3	4	5	6	7	8	9	10

Inicio	Fin

Duración

Lugar del cuerpo

Frente	Dorso
Izquierda	Derecha

Gravedad

1	2	3	4	5	6	7	8	9	10

Inicio	Fin

Duración

Lugar del cuerpo

Frente	Dorso
Izquierda	Derecha

Gravedad

1	2	3	4	5	6	7	8	9	10

Energía

☆ ☆ ☆ ☆ ☆

Actividad

☆ ☆ ☆ ☆ ☆

Dormir

☆ ☆ ☆ ☆ ☆

Otros síntomas	Disparadores	Medidas de alivio

Comentarios

Libro del dolor

Fecha :-	Lun	Mar	Mie	Jue	Vie	Sab	Dom

Área de dolor

Inicio	Fin

Duración

Lugar del cuerpo	
Frente	Dorso
Izquierda	Derecha

Gravedad

1	2	3	4	5	6	7	8	9	10

Inicio	Fin

Duración

Lugar del cuerpo	
Frente	Dorso
Izquierda	Derecha

Gravedad

1	2	3	4	5	6	7	8	9	10

Inicio	Fin

Duración

Lugar del cuerpo	
Frente	Dorso
Izquierda	Derecha

Gravedad

1	2	3	4	5	6	7	8	9	10

Energía

☆ ☆ ☆ ☆ ☆

Actividad

☆ ☆ ☆ ☆ ☆

Dormir

☆ ☆ ☆ ☆ ☆

Otros síntomas	Disparadores	Medidas de alivio

Comentarios

Libro del dolor

Fecha :-		Lun	Mar	Mie	Jue	Vie	Sab	Dom

Área de dolor

Inicio	Fin		Lugar del cuerpo	
Duración			Frente	Dorso
			Izquierda	Derecha

Gravedad

1	2	3	4	5	6	7	8	9	10

Inicio	Fin		Lugar del cuerpo	
Duración			Frente	Dorso
			Izquierda	Derecha

Gravedad

1	2	3	4	5	6	7	8	9	10

Inicio	Fin		Lugar del cuerpo	
Duración			Frente	Dorso
			Izquierda	Derecha

Gravedad

1	2	3	4	5	6	7	8	9	10

Energía

☆ ☆ ☆ ☆ ☆

Actividad

☆ ☆ ☆ ☆ ☆

Dormir

☆ ☆ ☆ ☆ ☆

Otros síntomas	Disparadores	Medidas de alivio

Comentarios

Libro del dolor

Fecha :-		Lun	Mar	Mie	Jue	Vie	Sab	Dom

Área de dolor

Inicio	Fin		Lugar del cuerpo	
Duración			Frente	Dorso
			Izquierda	Derecha

Gravedad									
1	2	3	4	5	6	7	8	9	10

Inicio	Fin		Lugar del cuerpo	
Duración			Frente	Dorso
			Izquierda	Derecha

Gravedad									
1	2	3	4	5	6	7	8	9	10

Inicio	Fin		Lugar del cuerpo	
Duración			Frente	Dorso
			Izquierda	Derecha

Gravedad									
1	2	3	4	5	6	7	8	9	10

Energía
☆ ☆ ☆ ☆ ☆

Actividad
☆ ☆ ☆ ☆ ☆

Dormir
☆ ☆ ☆ ☆ ☆

Otros síntomas	Disparadores	Medidas de alivio

Comentarios

Libro del dolor

Fecha :-		Lun	Mar	Mie	Jue	Vie	Sab	Dom

Área de dolor

Inicio	Fin

Duración

Lugar del cuerpo

Frente	Dorso
Izquierda	Derecha

Gravedad

1	2	3	4	5	6	7	8	9	10

Inicio	Fin

Duración

Lugar del cuerpo

Frente	Dorso
Izquierda	Derecha

Gravedad

1	2	3	4	5	6	7	8	9	10

Inicio	Fin

Duración

Lugar del cuerpo

Frente	Dorso
Izquierda	Derecha

Gravedad

1	2	3	4	5	6	7	8	9	10

Energía

☆ ☆ ☆ ☆ ☆

Actividad

☆ ☆ ☆ ☆ ☆

Dormir

☆ ☆ ☆ ☆ ☆

Otros síntomas	Disparadores	Medidas de alivio

Comentarios

Libro del dolor

Fecha :-		Lun	Mar	Mie	Jue	Vie	Sab	Dom

Área de dolor

Inicio	Fin

Duración

Lugar del cuerpo

Frente	Dorso
Izquierda	Derecha

Gravedad									
1	2	3	4	5	6	7	8	9	10

Inicio	Fin

Duración

Lugar del cuerpo

Frente	Dorso
Izquierda	Derecha

Gravedad									
1	2	3	4	5	6	7	8	9	10

Inicio	Fin

Duración

Lugar del cuerpo

Frente	Dorso
Izquierda	Derecha

Gravedad									
1	2	3	4	5	6	7	8	9	10

Energía

☆ ☆ ☆ ☆ ☆

Actividad

☆ ☆ ☆ ☆ ☆

Dormir

☆ ☆ ☆ ☆ ☆

Otros síntomas	Disparadores	Medidas de alivio

Comentarios

Libro del dolor

Fecha :-		Lun	Mar	Mie	Jue	Vie	Sab	Dom

Área de dolor

Inicio	Fin	Lugar del cuerpo	
Duración		Frente	Dorso
		Izquierda	Derecha

Gravedad

1	2	3	4	5	6	7	8	9	10

Inicio	Fin	Lugar del cuerpo	
Duración		Frente	Dorso
		Izquierda	Derecha

Gravedad

1	2	3	4	5	6	7	8	9	10

Inicio	Fin	Lugar del cuerpo	
Duración		Frente	Dorso
		Izquierda	Derecha

Gravedad

1	2	3	4	5	6	7	8	9	10

Energía

☆ ☆ ☆ ☆ ☆

Actividad

☆ ☆ ☆ ☆ ☆

Dormir

☆ ☆ ☆ ☆ ☆

Otros síntomas	Disparadores	Medidas de alivio

Comentarios

Libro del dolor

Fecha :-	Lun	Mar	Mie	Jue	Vie	Sab	Dom

Área de dolor

Inicio	Fin

Duración

Lugar del cuerpo

Frente	Dorso
Izquierda	Derecha

Gravedad

1	2	3	4	5	6	7	8	9	10

Inicio	Fin

Duración

Lugar del cuerpo

Frente	Dorso
Izquierda	Derecha

Gravedad

1	2	3	4	5	6	7	8	9	10

Inicio	Fin

Duración

Lugar del cuerpo

Frente	Dorso
Izquierda	Derecha

Gravedad

1	2	3	4	5	6	7	8	9	10

Energía

☆ ☆ ☆ ☆ ☆

Actividad

☆ ☆ ☆ ☆ ☆

Dormir

☆ ☆ ☆ ☆ ☆

Otros síntomas	Disparadores	Medidas de alivio

Comentarios

Libro del dolor

Fecha :-		Lun	Mar	Mie	Jue	Vie	Sab	Dom

Área de dolor

Inicio	Fin		Lugar del cuerpo	
Duración			Frente	Dorso
			Izquierda	Derecha

Gravedad

1	2	3	4	5	6	7	8	9	10

Inicio	Fin		Lugar del cuerpo	
Duración			Frente	Dorso
			Izquierda	Derecha

Gravedad

1	2	3	4	5	6	7	8	9	10

Inicio	Fin		Lugar del cuerpo	
Duración			Frente	Dorso
			Izquierda	Derecha

Gravedad

1	2	3	4	5	6	7	8	9	10

Energía

☆ ☆ ☆ ☆ ☆

Actividad

☆ ☆ ☆ ☆ ☆

Dormir

☆ ☆ ☆ ☆ ☆

Otros síntomas	Disparadores	Medidas de alivio

Comentarios

Libro del dolor

Fecha :-		Lun	Mar	Mie	Jue	Vie	Sab	Dom

Área de dolor

Inicio	Fin		Lugar del cuerpo	
Duración			Frente	Dorso
			Izquierda	Derecha

Gravedad									
1	2	3	4	5	6	7	8	9	10

Inicio	Fin		Lugar del cuerpo	
Duración			Frente	Dorso
			Izquierda	Derecha

Gravedad									
1	2	3	4	5	6	7	8	9	10

Inicio	Fin		Lugar del cuerpo	
Duración			Frente	Dorso
			Izquierda	Derecha

Gravedad									
1	2	3	4	5	6	7	8	9	10

Energía

☆ ☆ ☆ ☆ ☆

Actividad

☆ ☆ ☆ ☆ ☆

Dormir

☆ ☆ ☆ ☆ ☆

Otros síntomas	Disparadores	Medidas de alivio

Comentarios

Libro del dolor

Fecha :-		Lun	Mar	Mie	Jue	Vie	Sab	Dom

Área de dolor

Inicio	Fin

Duración

Lugar del cuerpo

Frente	Dorso
Izquierda	Derecha

Gravedad

1	2	3	4	5	6	7	8	9	10

Inicio	Fin

Duración

Lugar del cuerpo

Frente	Dorso
Izquierda	Derecha

Gravedad

1	2	3	4	5	6	7	8	9	10

Inicio	Fin

Duración

Lugar del cuerpo

Frente	Dorso
Izquierda	Derecha

Gravedad

1	2	3	4	5	6	7	8	9	10

Energía

☆ ☆ ☆ ☆ ☆

Actividad

☆ ☆ ☆ ☆ ☆

Dormir

☆ ☆ ☆ ☆ ☆

Otros síntomas	Disparadores	Medidas de alivio

Comentarios

Libro del dolor

Fecha :-	Lun	Mar	Mie	Jue	Vie	Sab	Dom

Área de dolor

Inicio	Fin
Duración	

Lugar del cuerpo	
Frente	Dorso
Izquierda	Derecha

Gravedad

1	2	3	4	5	6	7	8	9	10

Inicio	Fin
Duración	

Lugar del cuerpo	
Frente	Dorso
Izquierda	Derecha

Gravedad

1	2	3	4	5	6	7	8	9	10

Inicio	Fin
Duración	

Lugar del cuerpo	
Frente	Dorso
Izquierda	Derecha

Gravedad

1	2	3	4	5	6	7	8	9	10

Energía

☆ ☆ ☆ ☆ ☆

Actividad

☆ ☆ ☆ ☆ ☆

Dormir

☆ ☆ ☆ ☆ ☆

Otros síntomas	Disparadores	Medidas de alivio

Comentarios

Libro del dolor

Fecha :-		Lun	Mar	Mie	Jue	Vie	Sab	Don

Área de dolor

Inicio	Fin	Lugar del cuerpo	
Duración		Frente	Dorso
		Izquierda	Derecha

Gravedad

1	2	3	4	5	6	7	8	9	10

Inicio	Fin	Lugar del cuerpo	
Duración		Frente	Dorso
		Izquierda	Derecha

Gravedad

1	2	3	4	5	6	7	8	9	10

Inicio	Fin	Lugar del cuerpo	
Duración		Frente	Dorso
		Izquierda	Derecha

Gravedad

1	2	3	4	5	6	7	8	9	10

Energía

☆ ☆ ☆ ☆ ☆

Actividad

☆ ☆ ☆ ☆ ☆

Dormir

☆ ☆ ☆ ☆ ☆

Otros síntomas	Disparadores	Medidas de alivio

Comentarios

Libro del dolor

Fecha :-		Lun	Mar	Mie	Jue	Vie	Sab	Dom

Área de dolor

Inicio	Fin		Lugar del cuerpo	
Duración			Frente	Dorso
			Izquierda	Derecha

Gravedad									
1	2	3	4	5	6	7	8	9	10

Inicio	Fin		Lugar del cuerpo	
Duración			Frente	Dorso
			Izquierda	Derecha

Gravedad									
1	2	3	4	5	6	7	8	9	10

Inicio	Fin		Lugar del cuerpo	
Duración			Frente	Dorso
			Izquierda	Derecha

Gravedad									
1	2	3	4	5	6	7	8	9	10

Energía

☆ ☆ ☆ ☆ ☆

Actividad

☆ ☆ ☆ ☆ ☆

Dormir

☆ ☆ ☆ ☆ ☆

Otros síntomas	Disparadores	Medidas de alivio

Comentarios

Libro del dolor

Fecha :-		Lun	Mar	Mie	Jue	Vie	Sab	Dom

Área de dolor

Inicio	Fin

Duración

Lugar del cuerpo	
Frente	Dorso
Izquierda	Derecha

Gravedad

1	2	3	4	5	6	7	8	9	10

Inicio	Fin

Duración

Lugar del cuerpo	
Frente	Dorso
Izquierda	Derecha

Gravedad

1	2	3	4	5	6	7	8	9	10

Inicio	Fin

Duración

Lugar del cuerpo	
Frente	Dorso
Izquierda	Derecha

Gravedad

1	2	3	4	5	6	7	8	9	10

Energía
☆ ☆ ☆ ☆ ☆

Actividad
☆ ☆ ☆ ☆ ☆

Dormir
☆ ☆ ☆ ☆ ☆

Otros síntomas	Disparadores	Medidas de alivio

Comentarios

Libro del dolor

Fecha :-		Lun	Mar	Mie	Jue	Vie	Sab	Dom

Área de dolor

Inicio	Fin

Duración

Lugar del cuerpo

Frente	Dorso
Izquierda	Derecha

Gravedad

1	2	3	4	5	6	7	8	9	10

Inicio	Fin

Duración

Lugar del cuerpo

Frente	Dorso
Izquierda	Derecha

Gravedad

1	2	3	4	5	6	7	8	9	10

Inicio	Fin

Duración

Lugar del cuerpo

Frente	Dorso
Izquierda	Derecha

Gravedad

1	2	3	4	5	6	7	8	9	10

Energía

☆ ☆ ☆ ☆ ☆

Actividad

☆ ☆ ☆ ☆ ☆

Dormir

☆ ☆ ☆ ☆ ☆

Otros síntomas	Disparadores	Medidas de alivio

Comentarios

Libro del dolor

Fecha :-	Lun	Mar	Mie	Jue	Vie	Sab	Dom

Área de dolor

Inicio	Fin

Duración

Lugar del cuerpo

Frente	Dorso
Izquierda	Derecha

Gravedad

1	2	3	4	5	6	7	8	9	10

Inicio	Fin

Duración

Lugar del cuerpo

Frente	Dorso
Izquierda	Derecha

Gravedad

1	2	3	4	5	6	7	8	9	10

Inicio	Fin

Duración

Lugar del cuerpo

Frente	Dorso
Izquierda	Derecha

Gravedad

1	2	3	4	5	6	7	8	9	10

Energía
☆ ☆ ☆ ☆ ☆

Actividad
☆ ☆ ☆ ☆ ☆

Dormir
☆ ☆ ☆ ☆ ☆

Otros síntomas	Disparadores	Medidas de alivio

Comentarios

Libro del dolor

Fecha :-	Lun	Mar	Mie	Jue	Vie	Sab	Dom

Área de dolor

Inicio	Fin	Lugar del cuerpo	
Duración		Frente	Dorso
		Izquierda	Derecha

Gravedad									
1	2	3	4	5	6	7	8	9	10

Inicio	Fin	Lugar del cuerpo	
Duración		Frente	Dorso
		Izquierda	Derecha

Gravedad									
1	2	3	4	5	6	7	8	9	10

Inicio	Fin	Lugar del cuerpo	
Duración		Frente	Dorso
		Izquierda	Derecha

Gravedad									
1	2	3	4	5	6	7	8	9	10

Energía
☆ ☆ ☆ ☆ ☆

Actividad
☆ ☆ ☆ ☆ ☆

Dormir
☆ ☆ ☆ ☆ ☆

Otros síntomas	Disparadores	Medidas de alivio

Comentarios

Libro del dolor

Fecha :-

Lun	Mar	Mie	Jue	Vie	Sab	Dom

Área de dolor

Inicio	Fin

Duración

Lugar del cuerpo

Frente	Dorso
Izquierda	Derecha

Gravedad

1	2	3	4	5	6	7	8	9	10

Inicio	Fin

Duración

Lugar del cuerpo

Frente	Dorso
Izquierda	Derecha

Gravedad

1	2	3	4	5	6	7	8	9	10

Inicio	Fin

Duración

Lugar del cuerpo

Frente	Dorso
Izquierda	Derecha

Gravedad

1	2	3	4	5	6	7	8	9	10

Energía

☆ ☆ ☆ ☆ ☆

Actividad

☆ ☆ ☆ ☆ ☆

Dormir

☆ ☆ ☆ ☆ ☆

Otros síntomas	Disparadores	Medidas de alivio

Comentarios

Libro del dolor

Fecha :-		Lun	Mar	Mie	Jue	Vie	Sab	Dom

Área de dolor

Inicio	Fin

Duración

Lugar del cuerpo	
Frente	Dorso
Izquierda	Derecha

Gravedad									
1	2	3	4	5	6	7	8	9	10

Inicio	Fin

Duración

Lugar del cuerpo	
Frente	Dorso
Izquierda	Derecha

Gravedad									
1	2	3	4	5	6	7	8	9	10

Inicio	Fin

Duración

Lugar del cuerpo	
Frente	Dorso
Izquierda	Derecha

Gravedad									
1	2	3	4	5	6	7	8	9	10

Energía

☆ ☆ ☆ ☆ ☆

Actividad

☆ ☆ ☆ ☆ ☆

Dormir

☆ ☆ ☆ ☆ ☆

Otros síntomas	Disparadores	Medidas de alivio

Comentarios

Libro del dolor

Fecha :-		Lun	Mar	Mie	Jue	Vie	Sab	Dom

Área de dolor

Inicio	Fin

Duración

Lugar del cuerpo

Frente	Dorso
Izquierda	Derecha

Gravedad

1	2	3	4	5	6	7	8	9	10

Inicio	Fin

Duración

Lugar del cuerpo

Frente	Dorso
Izquierda	Derecha

Gravedad

1	2	3	4	5	6	7	8	9	10

Inicio	Fin

Duración

Lugar del cuerpo

Frente	Dorso
Izquierda	Derecha

Gravedad

1	2	3	4	5	6	7	8	9	10

Energía

☆ ☆ ☆ ☆ ☆

Actividad

☆ ☆ ☆ ☆ ☆

Dormir

☆ ☆ ☆ ☆ ☆

Otros síntomas	Disparadores	Medidas de alivio

Comentarios

Libro del dolor

Fecha :-		Lun	Mar	Mie	Jue	Vie	Sab	Dom

Área de dolor

Inicio	Fin

Duración

Lugar del cuerpo

Frente	Dorso
Izquierda	Derecha

Gravedad

1	2	3	4	5	6	7	8	9	10

Inicio	Fin

Duración

Lugar del cuerpo

Frente	Dorso
Izquierda	Derecha

Gravedad

1	2	3	4	5	6	7	8	9	10

Inicio	Fin

Duración

Lugar del cuerpo

Frente	Dorso
Izquierda	Derecha

Gravedad

1	2	3	4	5	6	7	8	9	10

Energía

☆ ☆ ☆ ☆ ☆

Actividad

☆ ☆ ☆ ☆ ☆

Dormir

☆ ☆ ☆ ☆ ☆

Otros síntomas	Disparadores	Medidas de alivio

Comentarios

Libro del dolor

Fecha :-		Lun	Mar	Mie	Jue	Vie	Sab	Dom

Área de dolor

Inicio	Fin

Duración

Lugar del cuerpo

Frente	Dorso
Izquierda	Derecha

Gravedad

1	2	3	4	5	6	7	8	9	10

Inicio	Fin

Duración

Lugar del cuerpo

Frente	Dorso
Izquierda	Derecha

Gravedad

1	2	3	4	5	6	7	8	9	10

Inicio	Fin

Duración

Lugar del cuerpo

Frente	Dorso
Izquierda	Derecha

Gravedad

1	2	3	4	5	6	7	8	9	10

Energía

☆ ☆ ☆ ☆ ☆

Actividad

☆ ☆ ☆ ☆ ☆

Dormir

☆ ☆ ☆ ☆ ☆

Otros síntomas	Disparadores	Medidas de alivio

Comentarios

Libro del dolor

Fecha :-		Lun	Mar	Mie	Jue	Vie	Sab	Dom

Área de dolor

Inicio	Fin

Duración

Lugar del cuerpo

Frente	Dorso
Izquierda	Derecha

Gravedad									
1	2	3	4	5	6	7	8	9	10

Inicio	Fin

Duración

Lugar del cuerpo

Frente	Dorso
Izquierda	Derecha

Gravedad									
1	2	3	4	5	6	7	8	9	10

Inicio	Fin

Duración

Lugar del cuerpo

Frente	Dorso
Izquierda	Derecha

Gravedad									
1	2	3	4	5	6	7	8	9	10

Energía

☆ ☆ ☆ ☆ ☆

Actividad

☆ ☆ ☆ ☆ ☆

Dormir

☆ ☆ ☆ ☆ ☆

Otros síntomas	Disparadores	Medidas de alivio

Comentarios

Libro del dolor

Fecha :-		Lun	Mar	Mie	Jue	Vie	Sab	Dom

Área de dolor

Inicio	Fin	Lugar del cuerpo	
Duración		Frente	Dorso
		Izquierda	Derecha

Gravedad

1	2	3	4	5	6	7	8	9	10

Inicio	Fin	Lugar del cuerpo	
Duración		Frente	Dorso
		Izquierda	Derecha

Gravedad

1	2	3	4	5	6	7	8	9	10

Inicio	Fin	Lugar del cuerpo	
Duración		Frente	Dorso
		Izquierda	Derecha

Gravedad

1	2	3	4	5	6	7	8	9	10

Energía
☆ ☆ ☆ ☆ ☆

Actividad
☆ ☆ ☆ ☆ ☆

Dormir
☆ ☆ ☆ ☆ ☆

Otros síntomas	Disparadores	Medidas de alivio

Comentarios

Libro del dolor

Fecha :-		Lun	Mar	Mie	Jue	Vie	Sab	Dom

Área de dolor

Inicio	Fin	Lugar del cuerpo	
Duración		Frente	Dorso
		Izquierda	Derecha

Gravedad									
1	2	3	4	5	6	7	8	9	10

Inicio	Fin	Lugar del cuerpo	
Duración		Frente	Dorso
		Izquierda	Derecha

Gravedad									
1	2	3	4	5	6	7	8	9	10

Inicio	Fin	Lugar del cuerpo	
Duración		Frente	Dorso
		Izquierda	Derecha

Gravedad									
1	2	3	4	5	6	7	8	9	10

Energía

☆ ☆ ☆ ☆ ☆

Actividad

☆ ☆ ☆ ☆ ☆

Dormir

☆ ☆ ☆ ☆ ☆

Otros síntomas	Disparadores	Medidas de alivio

Comentarios

Libro del dolor

Fecha :-	Lun	Mar	Mie	Jue	Vie	Sab	Dom

Área de dolor

Inicio	Fin

Duración

Lugar del cuerpo

Frente	Dorso
Izquierda	Derecha

Gravedad

1	2	3	4	5	6	7	8	9	10

Inicio	Fin

Duración

Lugar del cuerpo

Frente	Dorso
Izquierda	Derecha

Gravedad

1	2	3	4	5	6	7	8	9	10

Inicio	Fin

Duración

Lugar del cuerpo

Frente	Dorso
Izquierda	Derecha

Gravedad

1	2	3	4	5	6	7	8	9	10

Energía

☆ ☆ ☆ ☆ ☆

Actividad

☆ ☆ ☆ ☆ ☆

Dormir

☆ ☆ ☆ ☆ ☆

Otros síntomas	Disparadores	Medidas de alivio

Comentarios

Libro del dolor

Fecha :-	Lun	Mar	Mie	Jue	Vie	Sab	Dom

Área de dolor

Inicio	Fin

Duración

Lugar del cuerpo	
Frente	Dorso
Izquierda	Derecha

Gravedad
1	2	3	4	5	6	7	8	9	10

Inicio	Fin

Duración

Lugar del cuerpo	
Frente	Dorso
Izquierda	Derecha

Gravedad
1	2	3	4	5	6	7	8	9	10

Inicio	Fin

Duración

Lugar del cuerpo	
Frente	Dorso
Izquierda	Derecha

Gravedad
1	2	3	4	5	6	7	8	9	10

Energía

☆ ☆ ☆ ☆ ☆

Actividad

☆ ☆ ☆ ☆ ☆

Dormir

☆ ☆ ☆ ☆ ☆

Otros síntomas	Disparadores	Medidas de alivio

Comentarios

Libro del dolor

Fecha :-		Lun	Mar	Mie	Jue	Vie	Sab	Dom

Área de dolor

Inicio	Fin

Duración	

Lugar del cuerpo

Frente	Dorso
Izquierda	Derecha

Gravedad

1	2	3	4	5	6	7	8	9	10

Inicio	Fin

Duración	

Lugar del cuerpo

Frente	Dorso
Izquierda	Derecha

Gravedad

1	2	3	4	5	6	7	8	9	10

Inicio	Fin

Duración	

Lugar del cuerpo

Frente	Dorso
Izquierda	Derecha

Gravedad

1	2	3	4	5	6	7	8	9	10

Energía

☆ ☆ ☆ ☆ ☆

Actividad

☆ ☆ ☆ ☆ ☆

Dormir

☆ ☆ ☆ ☆ ☆

Otros síntomas	Disparadores	Medidas de alivio

Comentarios

Libro del dolor

	Lun	Mar	Mie	Jue	Vie	Sab	Dom
Fecha :-							

Área de dolor

Inicio	Fin

Duración

Lugar del cuerpo

Frente	Dorso
Izquierda	Derecha

Gravedad

1	2	3	4	5	6	7	8	9	10

Inicio	Fin

Duración

Lugar del cuerpo

Frente	Dorso
Izquierda	Derecha

Gravedad

1	2	3	4	5	6	7	8	9	10

Inicio	Fin

Duración

Lugar del cuerpo

Frente	Dorso
Izquierda	Derecha

Gravedad

1	2	3	4	5	6	7	8	9	10

Energía

☆ ☆ ☆ ☆ ☆

Actividad

☆ ☆ ☆ ☆ ☆

Dormir

☆ ☆ ☆ ☆ ☆

Otros síntomas	Disparadores	Medidas de alivio

Comentarios

Libro del dolor

Fecha :-		Lun	Mar	Mie	Jue	Vie	Sab	Dom

Área de dolor

Inicio	Fin

Duración	

Lugar del cuerpo	
Frente	Dorso
Izquierda	Derecha

Gravedad									
1	2	3	4	5	6	7	8	9	10

Inicio	Fin

Duración	

Lugar del cuerpo	
Frente	Dorso
Izquierda	Derecha

Gravedad									
1	2	3	4	5	6	7	8	9	10

Inicio	Fin

Duración	

Lugar del cuerpo	
Frente	Dorso
Izquierda	Derecha

Gravedad									
1	2	3	4	5	6	7	8	9	10

Energía

☆ ☆ ☆ ☆ ☆

Actividad

☆ ☆ ☆ ☆ ☆

Dormir

☆ ☆ ☆ ☆ ☆

Otros síntomas	Disparadores	Medidas de alivio

Comentarios

Libro del dolor

Fecha :-	Lun	Mar	Mie	Jue	Vie	Sab	Dom

Área de dolor

Inicio	Fin

Duración

Lugar del cuerpo

Frente	Dorso
Izquierda	Derecha

Gravedad

1	2	3	4	5	6	7	8	9	10

Inicio	Fin

Duración

Lugar del cuerpo

Frente	Dorso
Izquierda	Derecha

Gravedad

1	2	3	4	5	6	7	8	9	10

Inicio	Fin

Duración

Lugar del cuerpo

Frente	Dorso
Izquierda	Derecha

Gravedad

1	2	3	4	5	6	7	8	9	10

Energía

☆ ☆ ☆ ☆ ☆

Actividad

☆ ☆ ☆ ☆ ☆

Dormir

☆ ☆ ☆ ☆ ☆

Otros síntomas	Disparadores	Medidas de alivio

Comentarios

Libro del dolor

Fecha :-		Lun	Mar	Mie	Jue	Vie	Sab	Dom

Área de dolor

Energía
☆ ☆ ☆ ☆ ☆
Actividad
☆ ☆ ☆ ☆ ☆
Dormir
☆ ☆ ☆ ☆ ☆

Inicio	Fin

Duración

Lugar del cuerpo

Frente	Dorso
Izquierda	Derecha

Gravedad									
1	2	3	4	5	6	7	8	9	10

Inicio	Fin

Duración

Lugar del cuerpo

Frente	Dorso
Izquierda	Derecha

Gravedad									
1	2	3	4	5	6	7	8	9	10

Inicio	Fin

Duración

Lugar del cuerpo

Frente	Dorso
Izquierda	Derecha

Gravedad									
1	2	3	4	5	6	7	8	9	10

Otros síntomas	Disparadores	Medidas de alivio

Comentarios

Libro del dolor

Fecha :-	Lun	Mar	Mie	Jue	Vie	Sab	Dom

Área de dolor

Inicio	Fin		Lugar del cuerpo	
Duración			Frente	Dorso
			Izquierda	Derecha

Gravedad

1	2	3	4	5	6	7	8	9	10

Inicio	Fin		Lugar del cuerpo	
Duración			Frente	Dorso
			Izquierda	Derecha

Gravedad

1	2	3	4	5	6	7	8	9	10

Inicio	Fin		Lugar del cuerpo	
Duración			Frente	Dorso
			Izquierda	Derecha

Gravedad

1	2	3	4	5	6	7	8	9	10

Energía

☆ ☆ ☆ ☆ ☆

Actividad

☆ ☆ ☆ ☆ ☆

Dormir

☆ ☆ ☆ ☆ ☆

Otros síntomas	Disparadores	Medidas de alivio

Comentarios

Libro del dolor

Fecha :-		Lun	Mar	Mie	Jue	Vie	Sab	Dom

Área de dolor

Inicio	Fin

Duración	

Lugar del cuerpo	
Frente	Dorso
Izquierda	Derecha

Gravedad									
1	2	3	4	5	6	7	8	9	10

Inicio	Fin

Duración	

Lugar del cuerpo	
Frente	Dorso
Izquierda	Derecha

Gravedad									
1	2	3	4	5	6	7	8	9	10

Inicio	Fin

Duración	

Lugar del cuerpo	
Frente	Dorso
Izquierda	Derecha

Gravedad									
1	2	3	4	5	6	7	8	9	10

Energía

☆ ☆ ☆ ☆ ☆

Actividad

☆ ☆ ☆ ☆ ☆

Dormir

☆ ☆ ☆ ☆ ☆

Otros síntomas	Disparadores	Medidas de alivio

Comentarios

Libro del dolor

Fecha :-		Lun	Mar	Mie	Jue	Vie	Sab	Dom

Área de dolor

Inicio	Fin

Duración

Lugar del cuerpo

Frente	Dorso
Izquierda	Derecha

Gravedad									
1	2	3	4	5	6	7	8	9	10

Inicio	Fin

Duración

Lugar del cuerpo

Frente	Dorso
Izquierda	Derecha

Gravedad									
1	2	3	4	5	6	7	8	9	10

Inicio	Fin

Duración

Lugar del cuerpo

Frente	Dorso
Izquierda	Derecha

Gravedad									
1	2	3	4	5	6	7	8	9	10

Energía

☆ ☆ ☆ ☆ ☆

Actividad

☆ ☆ ☆ ☆ ☆

Dormir

☆ ☆ ☆ ☆ ☆

Otros síntomas	Disparadores	Medidas de alivio

Comentarios

Libro del dolor

Fecha :-		Lun	Mar	Mie	Jue	Vie	Sab	Dom

Área de dolor

Inicio	Fin

Duración

Lugar del cuerpo

Frente	Dorso
Izquierda	Derecha

Gravedad

1	2	3	4	5	6	7	8	9	10

Inicio	Fin

Duración

Lugar del cuerpo

Frente	Dorso
Izquierda	Derecha

Gravedad

1	2	3	4	5	6	7	8	9	10

Inicio	Fin

Duración

Lugar del cuerpo

Frente	Dorso
Izquierda	Derecha

Gravedad

1	2	3	4	5	6	7	8	9	10

Energía

☆ ☆ ☆ ☆ ☆

Actividad

☆ ☆ ☆ ☆ ☆

Dormir

☆ ☆ ☆ ☆ ☆

Otros síntomas	Disparadores	Medidas de alivio

Comentarios

Libro del dolor

Fecha :-		Lun	Mar	Mie	Jue	Vie	Sab	Dom

Área de dolor

Inicio	Fin	Lugar del cuerpo	
Duración		Frente	Dorso
		Izquierda	Derecha

Gravedad									
1	2	3	4	5	6	7	8	9	10

Inicio	Fin	Lugar del cuerpo	
Duración		Frente	Dorso
		Izquierda	Derecha

Gravedad									
1	2	3	4	5	6	7	8	9	10

Inicio	Fin	Lugar del cuerpo	
Duración		Frente	Dorso
		Izquierda	Derecha

Gravedad									
1	2	3	4	5	6	7	8	9	10

Energía
☆ ☆ ☆ ☆ ☆

Actividad
☆ ☆ ☆ ☆ ☆

Dormir
☆ ☆ ☆ ☆ ☆

Otros síntomas	Disparadores	Medidas de alivio

Comentarios

Libro del dolor

Fecha :-		Lun	Mar	Mie	Jue	Vie	Sab	Dom

Área de dolor

Inicio	Fin

Duración

Lugar del cuerpo

Frente	Dorso
Izquierda	Derecha

Gravedad

1	2	3	4	5	6	7	8	9	10

Inicio	Fin

Duración

Lugar del cuerpo

Frente	Dorso
Izquierda	Derecha

Gravedad

1	2	3	4	5	6	7	8	9	10

Inicio	Fin

Duración

Lugar del cuerpo

Frente	Dorso
Izquierda	Derecha

Gravedad

1	2	3	4	5	6	7	8	9	10

Energía

☆ ☆ ☆ ☆ ☆

Actividad

☆ ☆ ☆ ☆ ☆

Dormir

☆ ☆ ☆ ☆ ☆

Otros síntomas	Disparadores	Medidas de alivio

Comentarios

Libro del dolor

Fecha :-		Lun	Mar	Mie	Jue	Vie	Sab	Dom

Área de dolor

Inicio	Fin

Duración	

Lugar del cuerpo

Frente	Dorso
Izquierda	Derecha

Gravedad

1	2	3	4	5	6	7	8	9	10

Inicio	Fin

Duración	

Lugar del cuerpo

Frente	Dorso
Izquierda	Derecha

Gravedad

1	2	3	4	5	6	7	8	9	10

Inicio	Fin

Duración	

Lugar del cuerpo

Frente	Dorso
Izquierda	Derecha

Gravedad

1	2	3	4	5	6	7	8	9	10

Energía

☆ ☆ ☆ ☆ ☆

Actividad

☆ ☆ ☆ ☆ ☆

Dormir

☆ ☆ ☆ ☆ ☆

Otros síntomas	Disparadores	Medidas de alivio

Comentarios

Libro del dolor

Fecha :-		Lun	Mar	Mie	Jue	Vie	Sab	Dom

Área de dolor

Inicio	Fin

Duración

Lugar del cuerpo

Frente	Dorso
Izquierda	Derecha

Gravedad

1	2	3	4	5	6	7	8	9	10

Inicio	Fin

Duración

Lugar del cuerpo

Frente	Dorso
Izquierda	Derecha

Gravedad

1	2	3	4	5	6	7	8	9	10

Inicio	Fin

Duración

Lugar del cuerpo

Frente	Dorso
Izquierda	Derecha

Gravedad

1	2	3	4	5	6	7	8	9	10

Energía

☆ ☆ ☆ ☆ ☆

Actividad

☆ ☆ ☆ ☆ ☆

Dormir

☆ ☆ ☆ ☆ ☆

Otros síntomas	Disparadores	Medidas de alivio

Comentarios

Libro del dolor

	Lun	Mar	Mie	Jue	Vie	Sab	Dom
Fecha :-							

Área de dolor

Energía
☆ ☆ ☆ ☆ ☆

Actividad
☆ ☆ ☆ ☆ ☆

Dormir
☆ ☆ ☆ ☆ ☆

Inicio	Fin

Duración

Lugar del cuerpo

Frente	Dorso
Izquierda	Derecha

Gravedad

1	2	3	4	5	6	7	8	9	10

Inicio	Fin

Duración

Lugar del cuerpo

Frente	Dorso
Izquierda	Derecha

Gravedad

1	2	3	4	5	6	7	8	9	10

Inicio	Fin

Duración

Lugar del cuerpo

Frente	Dorso
Izquierda	Derecha

Gravedad

1	2	3	4	5	6	7	8	9	10

Otros síntomas	Disparadores	Medidas de alivio

Comentarios

Libro del dolor

Fecha :-		Lun	Mar	Mie	Jue	Vie	Sab	Dom

Área de dolor

Inicio	Fin	Lugar del cuerpo	
Duración		Frente	Dorso
		Izquierda	Derecha

Gravedad

1	2	3	4	5	6	7	8	9	10

Inicio	Fin	Lugar del cuerpo	
Duración		Frente	Dorso
		Izquierda	Derecha

Gravedad

1	2	3	4	5	6	7	8	9	10

Inicio	Fin	Lugar del cuerpo	
Duración		Frente	Dorso
		Izquierda	Derecha

Gravedad

1	2	3	4	5	6	7	8	9	10

Energía
☆ ☆ ☆ ☆ ☆

Actividad
☆ ☆ ☆ ☆ ☆

Dormir
☆ ☆ ☆ ☆ ☆

Otros síntomas	Disparadores	Medidas de alivio

Comentarios

Libro del dolor

Fecha :-		Lun	Mar	Mie	Jue	Vie	Sab	Dom

Área de dolor

Inicio	Fin
Duración	

Lugar del cuerpo	
Frente	Dorso
Izquierda	Derecha

Gravedad

1	2	3	4	5	6	7	8	9	10

Inicio	Fin
Duración	

Lugar del cuerpo	
Frente	Dorso
Izquierda	Derecha

Gravedad

1	2	3	4	5	6	7	8	9	10

Inicio	Fin
Duración	

Lugar del cuerpo	
Frente	Dorso
Izquierda	Derecha

Gravedad

1	2	3	4	5	6	7	8	9	10

Energía

☆ ☆ ☆ ☆ ☆

Actividad

☆ ☆ ☆ ☆ ☆

Dormir

☆ ☆ ☆ ☆ ☆

Otros síntomas	Disparadores	Medidas de alivio

Comentarios

Libro del dolor

Fecha :-		Lun	Mar	Mie	Jue	Vie	Sab	Dom

Área de dolor

Inicio	Fin

Duración	

Lugar del cuerpo

Frente	Dorso
Izquierda	Derecha

Gravedad

1	2	3	4	5	6	7	8	9	10

Inicio	Fin

Duración	

Lugar del cuerpo

Frente	Dorso
Izquierda	Derecha

Gravedad

1	2	3	4	5	6	7	8	9	10

Inicio	Fin

Duración	

Lugar del cuerpo

Frente	Dorso
Izquierda	Derecha

Gravedad

1	2	3	4	5	6	7	8	9	10

Energía

☆ ☆ ☆ ☆ ☆

Actividad

☆ ☆ ☆ ☆ ☆

Dormir

☆ ☆ ☆ ☆ ☆

Otros síntomas	Disparadores	Medidas de alivio

Comentarios

Libro del dolor

Fecha :-		Lun	Mar	Mie	Jue	Vie	Sab	Dom

Área de dolor

Inicio	Fin		Lugar del cuerpo	
Duración			Frente	Dorso
			Izquierda	Derecha

Gravedad									
1	2	3	4	5	6	7	8	9	10

Inicio	Fin		Lugar del cuerpo	
Duración			Frente	Dorso
			Izquierda	Derecha

Gravedad									
1	2	3	4	5	6	7	8	9	10

Inicio	Fin		Lugar del cuerpo	
Duración			Frente	Dorso
			Izquierda	Derecha

Gravedad									
1	2	3	4	5	6	7	8	9	10

Energía

☆ ☆ ☆ ☆ ☆

Actividad

☆ ☆ ☆ ☆ ☆

Dormir

☆ ☆ ☆ ☆ ☆

Otros síntomas	Disparadores	Medidas de alivio

Comentarios

Libro del dolor

Fecha :-		Lun	Mar	Mie	Jue	Vie	Sab	Dom

Área de dolor

Inicio	Fin

Duración

Lugar del cuerpo

Frente	Dorso
Izquierda	Derecha

Gravedad

1	2	3	4	5	6	7	8	9	10

Inicio	Fin

Duración

Lugar del cuerpo

Frente	Dorso
Izquierda	Derecha

Gravedad

1	2	3	4	5	6	7	8	9	10

Inicio	Fin

Duración

Lugar del cuerpo

Frente	Dorso
Izquierda	Derecha

Gravedad

1	2	3	4	5	6	7	8	9	10

Energía

☆ ☆ ☆ ☆ ☆

Actividad

☆ ☆ ☆ ☆ ☆

Dormir

☆ ☆ ☆ ☆ ☆

Otros síntomas	Disparadores	Medidas de alivio

Comentarios

Libro del dolor

Fecha :-	Lun	Mar	Mie	Jue	Vie	Sab	Dom

Área de dolor

Energía
☆ ☆ ☆ ☆ ☆

Actividad
☆ ☆ ☆ ☆ ☆

Dormir
☆ ☆ ☆ ☆ ☆

Inicio	Fin

Duración

Lugar del cuerpo

Frente	Dorso
Izquierda	Derecha

Gravedad									
1	2	3	4	5	6	7	8	9	10

Inicio	Fin

Duración

Lugar del cuerpo

Frente	Dorso
Izquierda	Derecha

Gravedad									
1	2	3	4	5	6	7	8	9	10

Inicio	Fin

Duración

Lugar del cuerpo

Frente	Dorso
Izquierda	Derecha

Gravedad									
1	2	3	4	5	6	7	8	9	10

Otros síntomas	Disparadores	Medidas de alivio

Comentarios

Libro del dolor

Fecha :-		Lun	Mar	Mie	Jue	Vie	Sab	Dom

Área de dolor

Inicio	Fin	Lugar del cuerpo	
Duración		Frente	Dorso
		Izquierda	Derecha

Gravedad

1	2	3	4	5	6	7	8	9	10

Inicio	Fin	Lugar del cuerpo	
Duración		Frente	Dorso
		Izquierda	Derecha

Gravedad

1	2	3	4	5	6	7	8	9	10

Inicio	Fin	Lugar del cuerpo	
Duración		Frente	Dorso
		Izquierda	Derecha

Gravedad

1	2	3	4	5	6	7	8	9	10

Energía

☆ ☆ ☆ ☆ ☆

Actividad

☆ ☆ ☆ ☆ ☆

Dormir

☆ ☆ ☆ ☆ ☆

Otros síntomas	Disparadores	Medidas de alivio

Comentarios

Libro del dolor

Fecha :-		Lun	Mar	Mie	Jue	Vie	Sab	Dom

Área de dolor

Inicio	Fin

Duración

Lugar del cuerpo

Frente	Dorso
Izquierda	Derecha

Gravedad									
1	2	3	4	5	6	7	8	9	10

Inicio	Fin

Duración

Lugar del cuerpo

Frente	Dorso
Izquierda	Derecha

Gravedad									
1	2	3	4	5	6	7	8	9	10

Inicio	Fin

Duración

Lugar del cuerpo

Frente	Dorso
Izquierda	Derecha

Gravedad									
1	2	3	4	5	6	7	8	9	10

Energía
☆ ☆ ☆ ☆ ☆

Actividad
☆ ☆ ☆ ☆ ☆

Dormir
☆ ☆ ☆ ☆ ☆

Otros síntomas	Disparadores	Medidas de alivio

Comentarios

Libro del dolor

Fecha :-		Lun	Mar	Mie	Jue	Vie	Sab	Dom

Área de dolor

Inicio	Fin

Duración	Lugar del cuerpo	
	Frente	Dorso
	Izquierda	Derecha

Gravedad

1	2	3	4	5	6	7	8	9	10

Inicio	Fin

Duración	Lugar del cuerpo	
	Frente	Dorso
	Izquierda	Derecha

Gravedad

1	2	3	4	5	6	7	8	9	10

Inicio	Fin

Duración	Lugar del cuerpo	
	Frente	Dorso
	Izquierda	Derecha

Gravedad

1	2	3	4	5	6	7	8	9	10

Energía

☆ ☆ ☆ ☆ ☆

Actividad

☆ ☆ ☆ ☆ ☆

Dormir

☆ ☆ ☆ ☆ ☆

Otros síntomas	Disparadores	Medidas de alivio

Comentarios

Libro del dolor

Fecha :-		Lun	Mar	Mie	Jue	Vie	Sab	Dom

Área de dolor

Inicio	Fin

Duración

Lugar del cuerpo

Frente	Dorso
Izquierda	Derecha

Gravedad									
1	2	3	4	5	6	7	8	9	10

Inicio	Fin

Duración

Lugar del cuerpo

Frente	Dorso
Izquierda	Derecha

Gravedad									
1	2	3	4	5	6	7	8	9	10

Inicio	Fin

Duración

Lugar del cuerpo

Frente	Dorso
Izquierda	Derecha

Gravedad									
1	2	3	4	5	6	7	8	9	10

Energía
☆ ☆ ☆ ☆ ☆

Actividad
☆ ☆ ☆ ☆ ☆

Dormir
☆ ☆ ☆ ☆ ☆

Otros síntomas	Disparadores	Medidas de alivio

Comentarios

Libro del dolor

Fecha :-		Lun	Mar	Mie	Jue	Vie	Sab	Dom

Área de dolor

Inicio	Fin

Duración

Lugar del cuerpo

Frente	Dorso
Izquierda	Derecha

Gravedad									
1	2	3	4	5	6	7	8	9	10

Inicio	Fin

Duración

Lugar del cuerpo

Frente	Dorso
Izquierda	Derecha

Gravedad									
1	2	3	4	5	6	7	8	9	10

Inicio	Fin

Duración

Lugar del cuerpo

Frente	Dorso
Izquierda	Derecha

Gravedad									
1	2	3	4	5	6	7	8	9	10

Energía

☆ ☆ ☆ ☆ ☆

Actividad

☆ ☆ ☆ ☆ ☆

Dormir

☆ ☆ ☆ ☆ ☆

Otros síntomas	Disparadores	Medidas de alivio

Comentarios

Libro del dolor

	Lun	Mar	Mie	Jue	Vie	Sab	Dom
Fecha :-							

Área de dolor

Inicio	Fin

Duración

Lugar del cuerpo

Frente	Dorso
Izquierda	Derecha

Gravedad

1	2	3	4	5	6	7	8	9	10

Inicio	Fin

Duración

Lugar del cuerpo

Frente	Dorso
Izquierda	Derecha

Gravedad

1	2	3	4	5	6	7	8	9	10

Inicio	Fin

Duración

Lugar del cuerpo

Frente	Dorso
Izquierda	Derecha

Gravedad

1	2	3	4	5	6	7	8	9	10

Energía

☆ ☆ ☆ ☆ ☆

Actividad

☆ ☆ ☆ ☆ ☆

Dormir

☆ ☆ ☆ ☆ ☆

Otros síntomas	Disparadores	Medidas de alivio

Comentarios

Libro del dolor

Fecha :-	Lun	Mar	Mie	Jue	Vie	Sab	Dom

Área de dolor

Inicio	Fin
Duración	

Lugar del cuerpo

Frente	Dorso
Izquierda	Derecha

Gravedad

1	2	3	4	5	6	7	8	9	10

Inicio	Fin
Duración	

Lugar del cuerpo

Frente	Dorso
Izquierda	Derecha

Gravedad

1	2	3	4	5	6	7	8	9	10

Inicio	Fin
Duración	

Lugar del cuerpo

Frente	Dorso
Izquierda	Derecha

Gravedad

1	2	3	4	5	6	7	8	9	10

Energía

☆ ☆ ☆ ☆ ☆

Actividad

☆ ☆ ☆ ☆ ☆

Dormir

☆ ☆ ☆ ☆ ☆

Otros síntomas	Disparadores	Medidas de alivio

Comentarios

Libro del dolor

Fecha :-		Lun	Mar	Mie	Jue	Vie	Sab	Dom

Área de dolor

Inicio	Fin

Duración			

Lugar del cuerpo	
Frente	Dorso
Izquierda	Derecha

Gravedad									
1	2	3	4	5	6	7	8	9	10

Inicio	Fin

Duración			

Lugar del cuerpo	
Frente	Dorso
Izquierda	Derecha

Gravedad									
1	2	3	4	5	6	7	8	9	10

Inicio	Fin

Duración			

Lugar del cuerpo	
Frente	Dorso
Izquierda	Derecha

Gravedad									
1	2	3	4	5	6	7	8	9	10

Energía

☆ ☆ ☆ ☆ ☆

Actividad

☆ ☆ ☆ ☆ ☆

Dormir

☆ ☆ ☆ ☆ ☆

Otros síntomas	Disparadores	Medidas de alivio

Comentarios

Libro del dolor

Fecha :-		Lun	Mar	Mie	Jue	Vie	Sab	Dom

Área de dolor

Inicio	Fin

Duración

Lugar del cuerpo

Frente	Dorso
Izquierda	Derecha

Gravedad

1	2	3	4	5	6	7	8	9	10

Inicio	Fin

Duración

Lugar del cuerpo

Frente	Dorso
Izquierda	Derecha

Gravedad

1	2	3	4	5	6	7	8	9	10

Inicio	Fin

Duración

Lugar del cuerpo

Frente	Dorso
Izquierda	Derecha

Gravedad

1	2	3	4	5	6	7	8	9	10

Energía

☆ ☆ ☆ ☆ ☆

Actividad

☆ ☆ ☆ ☆ ☆

Dormir

☆ ☆ ☆ ☆ ☆

Otros síntomas	Disparadores	Medidas de alivio

Comentarios

Libro del dolor

Fecha :-		Lun	Mar	Mie	Jue	Vie	Sab	Dom

Área de dolor

Inicio	Fin
Duración	

Lugar del cuerpo	
Frente	Dorso
Izquierda	Derecha

Gravedad									
1	2	3	4	5	6	7	8	9	10

Inicio	Fin
Duración	

Lugar del cuerpo	
Frente	Dorso
Izquierda	Derecha

Gravedad									
1	2	3	4	5	6	7	8	9	10

Inicio	Fin
Duración	

Lugar del cuerpo	
Frente	Dorso
Izquierda	Derecha

Gravedad									
1	2	3	4	5	6	7	8	9	10

Energía

☆ ☆ ☆ ☆ ☆

Actividad

☆ ☆ ☆ ☆ ☆

Dormir

☆ ☆ ☆ ☆ ☆

Otros síntomas	Disparadores	Medidas de alivio

Comentarios

Libro del dolor

Fecha :-	Lun	Mar	Mie	Jue	Vie	Sab	Dom

Área de dolor

Inicio	Fin

Duración

Lugar del cuerpo	
Frente	Dorso
Izquierda	Derecha

Gravedad

1	2	3	4	5	6	7	8	9	10

Inicio	Fin

Duración

Lugar del cuerpo	
Frente	Dorso
Izquierda	Derecha

Gravedad

1	2	3	4	5	6	7	8	9	10

Inicio	Fin

Duración

Lugar del cuerpo	
Frente	Dorso
Izquierda	Derecha

Gravedad

1	2	3	4	5	6	7	8	9	10

Energía

☆ ☆ ☆ ☆ ☆

Actividad

☆ ☆ ☆ ☆ ☆

Dormir

☆ ☆ ☆ ☆ ☆

Otros síntomas	Disparadores	Medidas de alivio

Comentarios

Libro del dolor

Fecha :-	Lun	Mar	Mie	Jue	Vie	Sab	Dom

Área de dolor

Inicio	Fin

Duración

Lugar del cuerpo

Frente	Dorso
Izquierda	Derecha

Gravedad

1	2	3	4	5	6	7	8	9	10

Inicio	Fin

Duración

Lugar del cuerpo

Frente	Dorso
Izquierda	Derecha

Gravedad

1	2	3	4	5	6	7	8	9	10

Inicio	Fin

Duración

Lugar del cuerpo

Frente	Dorso
Izquierda	Derecha

Gravedad

1	2	3	4	5	6	7	8	9	10

Energía

☆ ☆ ☆ ☆ ☆

Actividad

☆ ☆ ☆ ☆ ☆

Dormir

☆ ☆ ☆ ☆ ☆

Otros síntomas	Disparadores	Medidas de alivio

Comentarios

Libro del dolor

Fecha :-		Lun	Mar	Mie	Jue	Vie	Sab	Don

Área de dolor

	Inicio	Fin	Lugar del cuerpo	
	Duración		**Frente**	**Dorso**
			Izquierda	**Derecha**

Gravedad

1	2	3	4	5	6	7	8	9	10

Inicio	Fin	Lugar del cuerpo	
Duración		**Frente**	**Dorso**
		Izquierda	**Derecha**

Gravedad

1	2	3	4	5	6	7	8	9	10

Inicio	Fin	Lugar del cuerpo	
Duración		**Frente**	**Dorso**
		Izquierda	**Derecha**

Gravedad

1	2	3	4	5	6	7	8	9	10

Energía

☆ ☆ ☆ ☆ ☆

Actividad

☆ ☆ ☆ ☆ ☆

Dormir

☆ ☆ ☆ ☆ ☆

Otros síntomas	Disparadores	Medidas de alivio

Comentarios

Libro del dolor

Fecha :-		Lun	Mar	Mie	Jue	Vie	Sab	Dom

Área de dolor

Inicio	Fin

Duración

Lugar del cuerpo

Frente	Dorso
Izquierda	Derecha

Gravedad

1	2	3	4	5	6	7	8	9	10

Inicio	Fin

Duración

Lugar del cuerpo

Frente	Dorso
Izquierda	Derecha

Gravedad

1	2	3	4	5	6	7	8	9	10

Inicio	Fin

Duración

Lugar del cuerpo

Frente	Dorso
Izquierda	Derecha

Gravedad

1	2	3	4	5	6	7	8	9	10

Energía

☆ ☆ ☆ ☆ ☆

Actividad

☆ ☆ ☆ ☆ ☆

Dormir

☆ ☆ ☆ ☆ ☆

Otros síntomas	Disparadores	Medidas de alivio

Comentarios

Libro del dolor

Fecha :-		Lun	Mar	Mie	Jue	Vie	Sab	Dom

Área de dolor

Inicio	Fin	Lugar del cuerpo	
Duración		Frente	Dorso
		Izquierda	Derecha

Gravedad

1	2	3	4	5	6	7	8	9	10

Inicio	Fin	Lugar del cuerpo	
Duración		Frente	Dorso
		Izquierda	Derecha

Gravedad

1	2	3	4	5	6	7	8	9	10

Inicio	Fin	Lugar del cuerpo	
Duración		Frente	Dorso
		Izquierda	Derecha

Gravedad

1	2	3	4	5	6	7	8	9	10

Energía
☆ ☆ ☆ ☆ ☆

Actividad
☆ ☆ ☆ ☆ ☆

Dormir
☆ ☆ ☆ ☆ ☆

Otros síntomas	Disparadores	Medidas de alivio

Comentarios

Libro del dolor

Fecha :-		Lun	Mar	Mie	Jue	Vie	Sab	Dom

Área de dolor

Inicio	Fin

Duración

Lugar del cuerpo	
Frente	Dorso
Izquierda	Derecha

Gravedad									
1	2	3	4	5	6	7	8	9	10

Inicio	Fin

Duración

Lugar del cuerpo	
Frente	Dorso
Izquierda	Derecha

Gravedad									
1	2	3	4	5	6	7	8	9	10

Inicio	Fin

Duración

Lugar del cuerpo	
Frente	Dorso
Izquierda	Derecha

Gravedad									
1	2	3	4	5	6	7	8	9	10

Energía

☆ ☆ ☆ ☆ ☆

Actividad

☆ ☆ ☆ ☆ ☆

Dormir

☆ ☆ ☆ ☆ ☆

Otros síntomas	Disparadores	Medidas de alivio

Comentarios